T'AS DE BEAUX OS, TU SAIS !

Mélanie Veyrond

T'as de beaux os, tu sais !

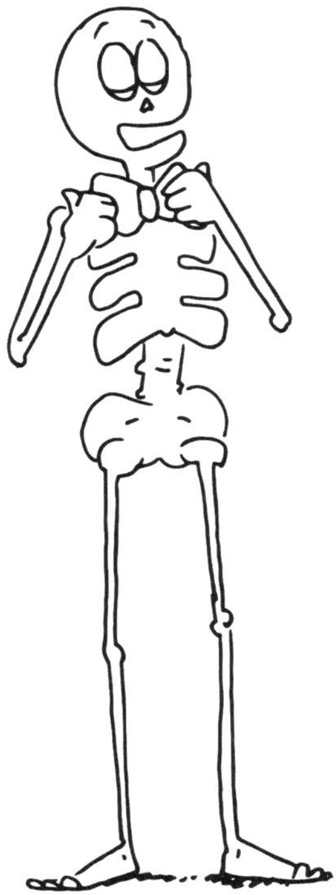

Fayard

Couverture : O_majuscule
Illustrations (intérieur et couverture) : Angèle Obéniche
ISBN : 978-2-213-70580-4
Dépôt légal : mai 2018

SOMMAIRE

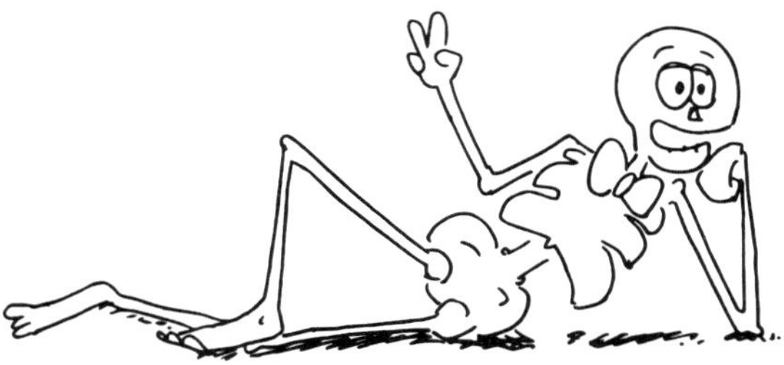

POUR LA PETITE HISTOIRE

Parce qu'il y en a toujours une, alors pourquoi pas commencer par le célèbre « il était une fois »... Le jour de mes six ans, j'accompagnais ma mère, on allait acheter le journal à la librairie du village, et mes yeux se sont fixés sur l'hebdomadaire *Il était une fois la vie*. Un magazine avec un jeu de construction du corps humain. Et comme c'était le jour de mon anniversaire, je n'ai pas eu beaucoup de mal à convaincre ma chère maman de me l'offrir. Chaque semaine, pendant plusieurs mois, je recevais une nouvelle partie de ce petit bonhomme que j'avais surnommé Léon.

Eh oui, la passion pour le corps humain m'avait piquée.

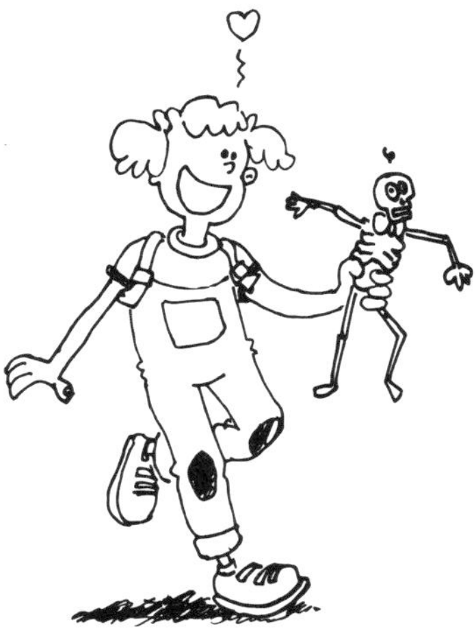

Puis, à huit ans, un matin, je suis restée clouée au lit ; impossible de me lever. J'avais une terrible douleur dans le bas du dos. Le médecin de famille ne comprenait pas ce que j'avais. Par précaution il m'a envoyée passer des radios. Et là, complétement fascinée, je découvre mon squelette, qui se cache bien au chaud sous ma peau et mes muscles. C'est fabuleux de pouvoir voir à travers notre costume. Heureusement, je n'avais rien de cassé ni d'anormal à la radio. Selon les médecins, ces douleurs étaient simplement des douleurs de croissance. Et c'est vrai qu'elles ont disparu aussi vite qu'elles sont apparues. Je suis quand même allée faire mes premières séances de kinésithérapie.

Adolescente, j'étais assez sportive et je me blessais souvent. Je me suis notamment fait des entorses de cheville à répétition. Mon corps me parlait… un peu trop parfois ! On prête attention à notre corps seulement quand il y a un problème. Je suis moi-même issue d'une famille d'Auvergnats où la devise est plutôt « Marche ou crève », et où le corps est avant tout un outil de travail.

Le corps et sa mécanique sont devenus une intrigue que je devais résoudre, à tel point que j'ai décidé de m'y consacrer en plein. À ce moment-là, je savais déjà que c'était la kiné qui m'intéressait, pour son approche réparatrice du corps, son orientation sportive et avant tout pour l'humanité de ce métier. Pendant mes études de kinésithérapie, j'ai continué à découvrir le corps en profondeur, à apprendre précisément tous les repères anatomiques, à ressentir aussi, à l'inverse, ce que c'est de se faire mobiliser, masser. En effet, je pense qu'il n'y a pas de meilleur apprentissage que de tester et de ressentir les choses sur soi-même.

Jetée dans le grand bain du monde professionnel, d'une prise en charge « classique » et analytique, membre par membre, articulation par articulation, j'ai ainsi orienté de plus en plus mes traitements vers la globalité de la personne, car le corps humain ne se résume pas à sa mécanique. Je me suis tournée vers la méthode des chaînes musculaires de Busquet, qui envisage le corps suivant des circuits anatomiques. Le yoga, qui très tôt s'est installé dans ma vie, m'a permis de trouver une complémentarité et une continuité dans cette démarche holistique. Le yoga est une discipline très ancienne, une philosophie de vie même, qui amène à être totalement présent à soi, à faire les choses en conscience. Il améliore la souplesse, l'équilibre et la concentration. Cette pratique est pour moi essentielle, car elle m'a permis de trouver les solutions pour m'autotraiter, me soulager des douleurs que je pouvais ressentir après une longue journée de travail par exemple. Après des années de pratique, j'ai ensuite décidé de me lancer dans une formation de professeur afin de pouvoir transmettre ce savoir à mes patients et à mon entourage. Quel régal !

*

Cela fait dix ans que j'exerce aujourd'hui. Jour après jour, je travaille à l'autonomisation de mes patients, afin de les rendre indépendants et responsables vis-à-vis de leur santé. Tout cela passe par une forme d'éducation ; le terme de « rééducation » a ici toute sa place ! Force est de constater qu'il y a certaines choses qu'on ne nous apprend pas à l'école, comme prendre soin de son corps, être indulgent avec soi-même. Aujourd'hui, les choses évoluent dans le bon sens. Les enfants pratiquent parfois le yoga en classe. Ils ont beaucoup plus accès que nous à des thérapies alternatives. Je pense à ma petite cousine de huit ans qui fait du yoga à l'école.

Un jour, elle s'assoit sur le canapé, en tailleur comme une petite yogini, les yeux fermés, les mains sur les genoux. Sa mère la regarde, puis elle ouvre les yeux et dit : « Je fais mon yoga, maman, ça me recentre et ça m'apaise. » La vérité sort de la bouche des enfants.

Ce que je constate le plus souvent, c'est que les gens savent très peu de choses de cette fabuleuse charpente qu'est notre squelette. La plupart d'entre nous avancent chaque jour sans se soucier de son ingéniosité... sauf quand il y a un problème.

« Nul ne sait ce que peut le corps », Spinoza.

« Lombalgie, *tennis elbow*, tendinite, lumbago, sciatique, discopathie, entorse, torticolis, arthrose, rhumatismes, épaule gelée... » et tant d'autres bobos, petits et gros, dont vous avez déjà entendu parler parce que c'est arrivé à un de vos proches ; mais dont vous ne savez pas trop pourquoi ils surviennent et surtout comment faire lorsque ça vous concerne. Souvent les patients arrivent à mon cabinet en me demandant de les guérir. Toujours je leur explique que je ne suis pas guérisseuse : je n'ai pas de baguette magique ! Je ne suis là que pour leur donner des moyens à mettre en œuvre afin de ne plus souffrir de leur corps ! C'est là que le kiné a un vrai rôle d'éducation.

J'écoute, j'encadre et j'informe. Surtout, je dédramatise la situation avec mon patient. Je propose des séances adaptées suivant la forme du jour.

J'invite le patient à pratiquer des exercices que je lui donne pour la maison.

J'explique et je réexplique, s'il le faut, car la répétition est le meilleur moyen d'apprentissage.

J'optimise au mieux l'hygiène de vie de mon patient par des conseils alimentaires, des drainages détox de saison, des compléments alimentaires adaptés.

J'oriente vers une activité physique adaptée, suivant l'âge, le temps dont dispose la personne, l'énergie qu'elle est capable d'y consacrer…

J'invite à la découverte de cette fameuse mécanique humaine, nous regardons ensemble comment elle fonctionne. En effet, la plupart du temps, vous allez être en lutte contre votre corps, car il ne marche pas dans la même direction que vous ou vous met des bâtons dans les roues, si j'ose dire. Vous éprouvez alors de la colère envers vous-même ; peut-être est-il simplement en train de tirer la sonnette d'alarme, il vous informe que vous lui en demandez trop et qu'il a besoin que vous lui prêtiez un peu plus attention. Je pars toujours du principe qu'un patient informé est un patient déjà à moitié soigné. De fait, une fois que vous avez compris comment ça se passe, les mécanismes qui sont en jeu, tout de suite vient cet élan de lucidité qui vous fait accepter la pathologie ou le problème en question et vous met sur le chemin de la guérison.

Tel est l'objectif que je me suis fixé avec ce livre. Vous faire comprendre de la manière la plus simple et ludique comment notre corps nous porte chaque jour et vous donner quelques moyens pour ne pas subir vos douleurs, car c'est aussi à vous d'agir. La bonne nouvelle ? Ce corps qui ne se fait jamais oublier est ingénieux, beaucoup plus que nous ne le croyons ! Car en chacun de nous réside un incroyable potentiel qui ne demande qu'à être activé. N'oublions pas que notre corps est aussi son propre médecin.

*

Avant de partir à la découverte de tout votre potentiel, observez déjà votre posture, prenez un moment. Quelles sont vos sensations, que ressentez-vous ? Vous pouvez avoir mal, ressentir des émotions… Fermez les yeux, ressentez les appuis de votre corps et imaginez le squelette

– appelons-le Léon – sous votre peau, les muscles qui le recouvrent. Et partons ensemble à la découverte de cette drôle de machinerie !

Vous savez que sous votre peau se cachent entre autres des muscles, des tendons, des ligaments, et encore en dessous votre squelette, vos os, ce que vous pouvez voir quand vous passez une radio.

Vous savez que vous pouvez être sujet à quelques bizarreries du genre arthrose, ostéoporose, fractures ; mais aussi lombalgies, discopathies, sciatiques, tendinites et j'en passe…

Mais vous ne savez peut-être pas de quoi est fait votre squelette, tout ce qui rend le mouvement possible. Qu'il a de véritables missions à accomplir chaque jour. Et tout cela se passe sans que vous ayez à bouger le petit doigt, ou presque. À l'intérieur de nos os, il y a de petits hommes de chantier qui se mettent au boulot et se chargent de construire – ou de détruire – de la matière osseuse en continu. Qu'à l'intérieur circulent des vaisseaux sanguins (veines et artères) qui viennent nourrir les cellules osseuses et produisent des cellules sanguines, car nos os sont bien vivants !

*

Maintenant je vais vous présenter celui qui sera votre guide tout au long du livre : Léon.

Voilà Léon, sans chair, mais tout en os ! Voyez-vous, il est fait de plein d'os qui s'assemblent parfaitement les uns avec les autres ! Il va vous emmener voir de plus près ce fameux squelette qui nous fait tenir debout. Comprendre ce qui se passe quand on a mal, qu'on se casse un os… Et surtout comment faire pour prendre soin de notre corps, car bien évidemment il y a nos amis

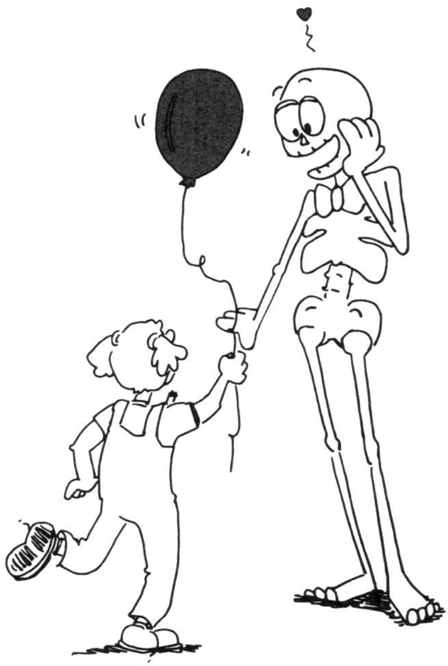

les muscles, les tendons et les ligaments, ainsi que tous nos organes, qui nous permettent d'avancer, de respirer, de sauter, de faire du sport et moi de vous écrire…

Alors c'est parti, que la visite commence !

Tout d'abord, nous allons faire un tour du propriétaire, Léon, si tu le veux bien.

Nous partirons ensemble à la découverte de notre ingénieuse mécanique, notre squelette, nos os, nos articulations qui sont les véritables jointures de notre corps, nos muscles ; afin de comprendre comment tout cela fonctionne de concert : un vrai orchestre symphonique qui nous fait danser chaque jour !

Puis nous verrons comment cela se passe quand ça dysfonctionne. Eh oui, c'est humain, notre corps est parfois vulnérable.

« En avoir plein le dos », « être sur les rotules », « se mettre la rate au court-bouillon », « porter le poids du monde sur ses épaules », « se faire un tour de reins », « avoir la boule au ventre »... Tant d'expressions qui reflètent éminemment la relation que notre corps entretient avec notre esprit, nos émotions. Il sera donc important de ménager sa monture, mais aussi son esprit. L'un ne va pas sans l'autre et, pour aller loin, il faut aller bien ! Nous verrons donc comment entretenir tout ce potentiel qui est à portée de main.

EN CHAIR ET EN OS

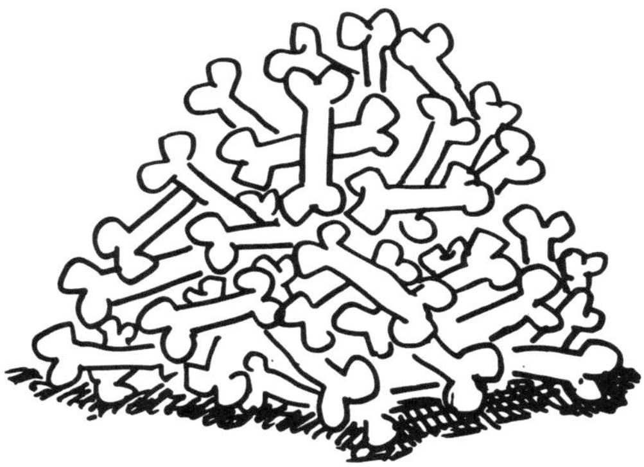

Pour commencer, un peu d'histoire

D'où vient d'abord le mot « squelette » ? Du latin *sceletus*, qui signifie « momie, corps desséché ». La connaissance de notre squelette s'est faite petit à petit, car pendant longtemps le seul moyen de l'observer était de pratiquer des dissections sur les cadavres. Grâce à la découverte des rayons X par le physicien allemand Wilhelm Röntgen en 1895, qui reçut pour cela le premier prix Nobel de physique, on a enfin pu voir le squelette de personnes vivantes. Pour la petite histoire, Röntgen fit cette découverte totalement par hasard : en travaillant sur un tube à cathode, il aperçut une étrange lueur capable de traverser les organes humains à l'exception des os. Il décida alors de bombarder d'électrons la main de sa femme à l'aide d'un tube à rayons et obtint la toute première radio du monde ! Il appela alors ces étonnantes ondes les « rayons X ». Aujourd'hui, on peut même obtenir une image de notre squelette en entier, debout, de face, de profil et en 3D, grâce à un système de radio révolutionnaire (EOS) mis au point par le prix Nobel de physique 1992, le Français Georges Charpak. Bien que ce système utilise les rayons X, comme la radiographie, la dose de rayons est près de dix fois inférieure à celle-ci, ce qui fait de cet examen un examen de référence pour le suivi des anomalies de la posture comme les scolioses.

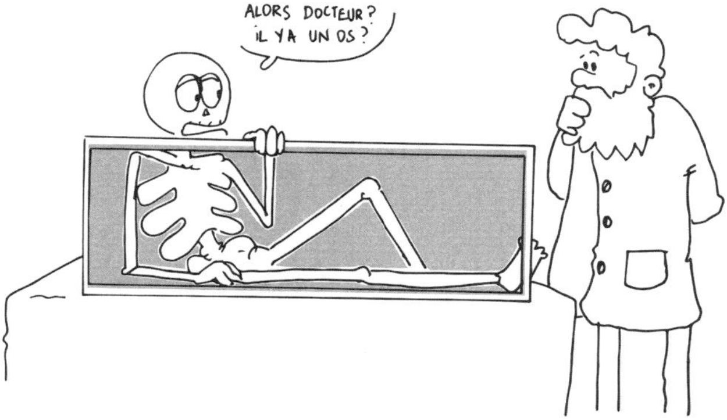

Pouvoir observer le squelette dans son entier constitue un avantage majeur.

Une radio est donc en quelque sorte l'ombre chinoise d'un os traversé par une lumière, invisible à l'œil nu.

Faisons le tour du propriétaire

Les os de notre squelette sont nombreux (206 !). Ils sont ainsi répartis :

– Pas moins de 80 pour l'axe tête-cou-tronc : 14 pour la face, 8 pour le crâne, 24 vertèbres mobiles, 9 vertèbres soudées pour le sacrum et le coccyx, 24 côtes et un sternum ;

– 126 pour les membres ;

– 26 os pour nos pieds et 27 pour nos mains !

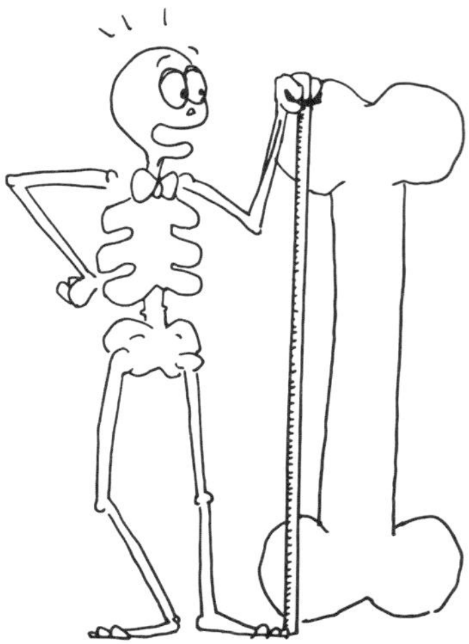

Vous croyez que c'est beaucoup ? Détrompez-vous, vous allez bien vite comprendre combien il est nécessaire d'en avoir autant. Regardons les doigts : si chaque doigt n'avait qu'un seul os, vous seriez incapable de tenir ce livre entre vos mains. Et cela pour la simple et bonne raison qu'un os ne peut pas se tordre et qu'il se casserait si vous forciez trop. Et puisque vous seriez incapable de plier vos doigts, vous seriez incapable de saisir ou de tenir des objets. Vous ne seriez pas capable non plus d'écrire ou de manger.

Notre ossature est donc une charpente articulée aux fonctions multiples !

Les os forment la partie rigide et résistante de notre squelette. Ils représentent 20 % du poids du corps, soit

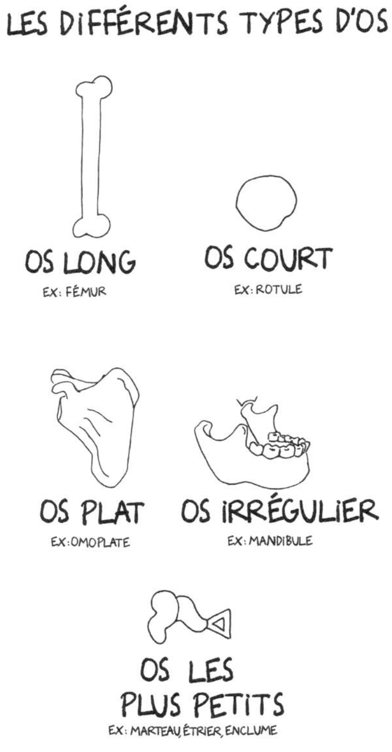

13 à 16 kilos pour un individu moyen, ce qui n'est pas énorme. Eh oui, nos os sont légers parce qu'ils sont parsemés de trous telles des alvéoles dans la ruche des abeilles. Mais, bien qu'ils soient légers grâce à leur structure très poreuse, ils sont aussi très rigides ; à la fois solides et légers pour une utilisation optimale.

Bien sûr, on trouve différents types d'os, des longs, des plats, des courts et même des irréguliers, comme le sphénoïde dans le crâne… Il en faut pour tous les goûts ! L'os le plus long est l'os de la cuisse, le fémur. Les os les plus petits se trouvent dans l'oreille interne : le marteau, l'enclume et l'étrier. Mais à quoi servent ces petits os dans les oreilles ? Le marteau, l'enclume et l'étrier servent à amplifier la vibration sonore après le tympan, jusqu'à l'oreille interne qui renferme l'organe de l'ouïe : le limaçon ! Une limace dans la tête ?

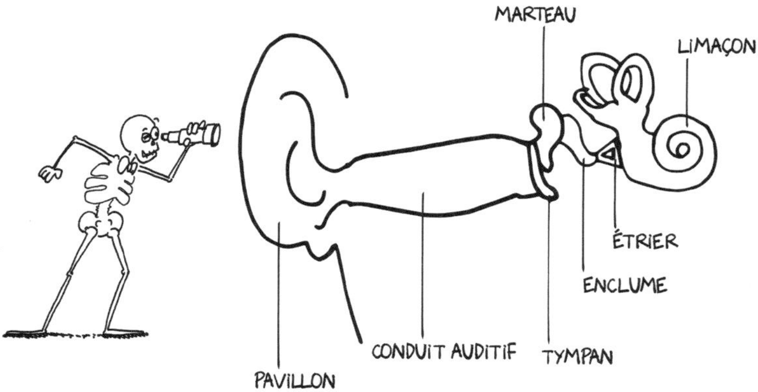

Trois squelettes en un

Pour décrire le squelette et s'y retrouver, on peut distinguer **trois grandes parties** : axiale, zonale et appendiculaire. Vous allez me dire : « Que de mots barbares ! » Pas de panique, on va tout détailler :

- **Le squelette axial**, comme son nom l'indique, se trouve dans l'axe. Il se compose donc de notre crâne et de notre colonne vertébrale, et on peut y rattacher la cage thoracique, composée par une paire de douze côtes articulées aux vertèbres à l'arrière et à l'avant rattachées au sternum.
- **Le squelette zonal** est le squelette des ceintures, réunissant le tronc et les membres. On a la ceinture scapulaire en haut et la ceinture pelvienne en bas.
- **Le squelette appendiculaire**, comme son nom l'indique encore une fois, est le squelette qui est appendu

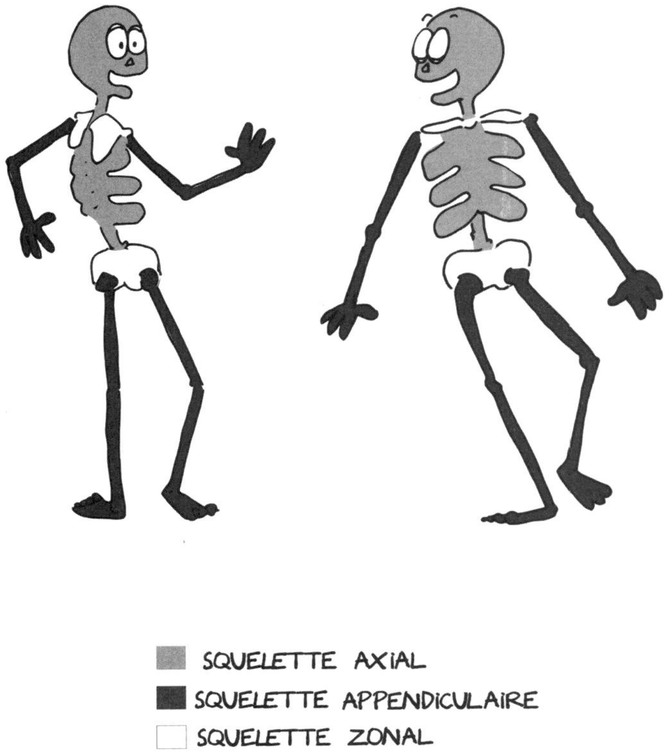

au tronc. Il s'agit du squelette des membres supérieurs et des membres inférieurs.

Chaque membre est constitué de trois segments réunis par trois articulations.

Pour le membre supérieur, on a le bras, l'avant-bras et la main. Le bras s'articule au tronc via l'articulation de l'épaule, l'avant-bras est relié au bras par le coude et l'avant-bras est relié à la main par le poignet.

Pour le membre inférieur, c'est le même schéma : la cuisse est réunie au bassin par l'articulation de la hanche, la jambe à la cuisse par le genou et le pied à la jambe par la cheville.

Une charpente en mouvement

Notre squelette ne se contente pas d'être là pour supporter nos muscles et nos organes. Il a cinq missions principales. La première, souvent peu connue, est la fonction de **protection**. Par exemple, la boîte crânienne met à l'abri notre cerveau, un peu comme un casque intégré. Le thorax protège l'ensemble cœur-poumons, la colonne vertébrale la moelle épinière et le bassin les organes génitaux.

Notre squelette constitue évidemment **la charpente** de notre corps. C'est lui qui lui donne sa forme et nous permet de nous tenir droits.

Grâce aux muscles qui sont rattachés aux os, le squelette nous permet de bouger, de nous déplacer ! Cette mission est donc le **mouvement**. Léon, une petite danse ?

Puis ce fameux squelette est le lieu de **stockage des minéraux** et, enfin, le lieu de **production des cellules du sang**. Eh oui, cet illustre inconnu cache bien son jeu.

LE MOUVEMENT, C'EST LA VIE !

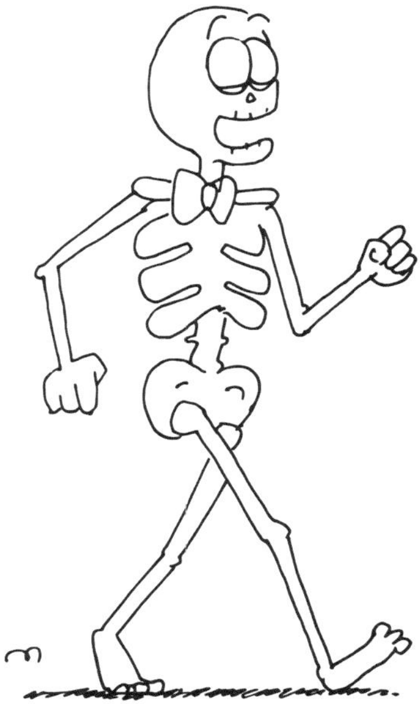

Notre squelette nous sert de charpente et en plus il est mobile, fabuleux, non ?

Vous êtes sans doute au courant que désormais l'activité physique est prescrite sur ordonnance de votre médecin. En effet, nous adoptons des rythmes de vie de plus en plus sédentaires qui nuisent au bon fonctionnement de notre organisme. Bouger, pratiquer une activité est bien plus efficace que prendre des antidouleurs ou des antidépresseurs.

Le corps a une influence sur notre esprit, et inversement notre esprit a une influence sur notre corps. Si nous bougeons plus, nous digérons mieux, notre circulation est facilitée, la machine est en route, nous lubrifions nos articulations, notre mécanique, nous participons à l'élimination des toxines. Nous nous sentons mieux, moins fatigués, moins tristes. On se sent plus légers dans le corps et la tête.

Pour imager les bienfaits de l'activité physique, imaginez par exemple une voiture que vous laisseriez à l'arrêt pendant plusieurs semaines : elle s'encrasse, se rouille... sans oublier les fientes de pigeons qui la recouvrent. Eh bien, pour votre corps, c'est la même chose ! Le mouvement a toute son importance. Quand nous bougeons, notre corps met en route tout un système qui va sécréter des endorphines.

Celles-là vont agir comme la morphine : elles diminuent nos sensations douloureuses et nous amènent une sensation de détente, de relaxation et de bien-être. On a bon moral, on se sent en vie et heureux. Effectivement, le mouvement, c'est la vie ! C'est pourquoi il est fortement recommandé de bouger au minimum trente minutes par jour.

« J'ai décidé d'être heureux
parce que c'est bon pour la santé », Voltaire.

Un des meilleurs moyens de bouger et d'entretenir notre mécanique est de marcher. La marche reste la meilleure activité physique qui soit pour notre corps.

La marche à suivre

Vous avez vu que le squelette est une armature sophistiquée, bien articulée, et qui avec l'action concomitante des muscles vous permet tous les matins de vous lever sans réfléchir à la façon dont vous mettez un pied devant l'autre. Nous allons voir avec Léon qu'il s'agit d'une histoire de ceintures.

La marche paraît simple, mais c'est tout un mécanisme automatique de dissociation entre le haut et le bas de notre corps – dans le jargon médical, on parle de « dissociation de ceintures » !

La ceinture scapulaire en haut, formée par les clavicules et les omoplates (elle permet de relier les membres supérieurs, nos bras, à la colonne vertébrale). Très mobile, elle nous donne le rapport avec l'extérieur, nous permet de saisir des objets, de porter et d'effectuer une grande amplitude de mouvements.

La ceinture pelvienne, en bas, relie les membres inférieurs à la colonne vertébrale par l'intermédiaire du bassin. En effet, n'avez-vous jamais remarqué comment nous marchons ? Quand nous avançons le pied droit par exemple, c'est la main et tout le bras gauche qui s'avance aussi. Eh oui, nous sommes en quelque sorte dissociés ! Et souvent, après les traumatismes d'entorses ou de fractures où il y a eu perte de la marche et de l'appui au sol du membre traumatisé, ce mécanisme automatique a été perdu, et il est très difficile de le retrouver. Cela passe par un travail de conscientisation, c'est-à-dire réfléchir à comment bien marcher ! Rassurez-vous, en quelques séances, vous êtes sur pied et prêt à gambader de nouveau. Le meilleur exemple pour saisir cette histoire de dissociation : regardez un défilé de mode, vous verrez les mannequins qui balancent leur corps. Mais, attention, car elles exagèrent leur déhanchement. En attendant, c'est Léon qui va nous faire un petit défilé.

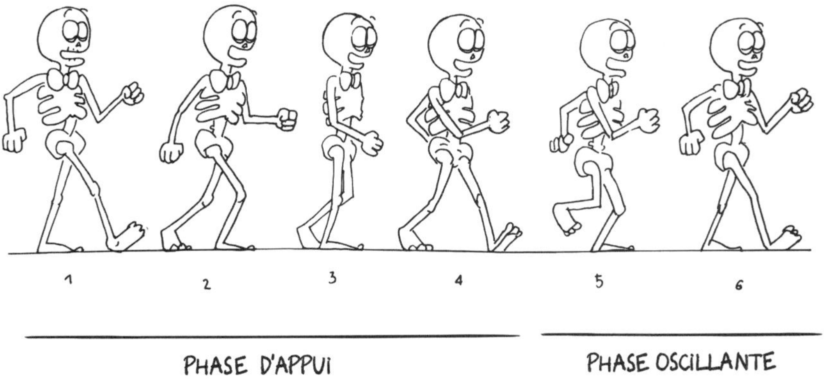

La manière dont nous marchons varie en fonction des personnes, mais les bases restent inchangées. Vous allez peut-être trouver cela un peu scolaire, mais ceux qui ont déjà eu une fracture avec perte d'appui de leur pied au sol comprendront à quel point il est nécessaire de revenir sur ces différentes étapes. Ils se rappelleront alors toutes les séances de rééducation où ils ont réappris à marcher et à ne plus utiliser leurs béquilles.

On peut distinguer deux phases : la phase d'appui de 1 à 4 et la phase oscillante de 5 à 6. Partons du pied droit à l'avant.

1. Attaque du talon au sol,

2-3. Le pied se pose à plat au sol, tout le poids est transféré sur le pied droit,

4. Le talon se décolle du sol, on arrive à la phase de propulsion avec appui sur le gros orteil.

Les étapes 1, 2, 3 et 4 constituent la phase d'appui. Ensuite, les orteils se décollent à leur tour et le poids du corps se transfère sur l'autre pied. Nous passons à la phase oscillante (étapes 5 et 6).

5. Le pied est alors en suspension, c'est la phase oscillante de la marche, où nous ne sommes en appui que sur un seul pied,

6. Puis le pied droit reprend contact avec le sol par le talon. Et on recommence, c'est une succession d'équilibre !

Les pieds ont la pression

Le pied participe à la propulsion lors de la marche. C'est pourquoi le pied et la cheville sont des éléments très importants. Nos pieds sont une des structures les plus complexes de notre corps. Ils sont constitués de pas moins de 26 os. La voûte plantaire est maintenue grâce aux ligaments, muscles et tendons du pied ; elle joue un rôle dans la distribution du poids ainsi que dans la marche et la foulée. Nos pieds ont la pression, mais heureusement la façon dont la force exercée est distribuée leur permet de supporter cette pression constante tout au long de la journée. Tout cela a été parfaitement étudié pour que les forces se répartissent équitablement.

Le pied contribue à l'équilibre de notre corps, et nos orteils ont un rôle à jouer. Ils ne sont pas simplement là pour la décoration. Le gros orteil en particulier, car il nous permet d'agripper le sol si nous sentons que nous perdons l'équilibre. Le petit orteil quant à lui ne servirait qu'à se repérer dans le noir, car on se le cogne toujours contre les coins des meubles.

Il est important de prendre soin de nos pieds, de les masser, les hydrater, car ils le méritent. Un exercice tout simple pour prendre soin d'eux, amusez-vous à écarter vos orteils, et une fois debout travaillez votre ancrage dans le sol en agrippant seulement le gros et le petit orteil, et tentez de décoller les orteils du milieu. Si vous avez l'impression que vos orteils se chevauchent, vous pouvez utiliser ce que les dames glissent entre leurs orteils pour vernir leurs jolis ongles ; quelques minutes par jour et le tour est joué, vos pieds seront ravis.

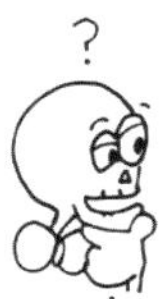

Comment trouver chaussure à son pied ?

Vous êtes plutôt escarpins ou espadrilles ? Entre les sublimes talons aiguilles et les baskets informes et peu esthétiques, la chaussure qui respecte votre pied existe forcément.

Cependant, le pied est une partie du corps complexe, avec 26 os et plus de 30 articulations. Il y a deux vedettes : l'astragale, la clé de voûte du pied, et le calcanéum, le talon, sur lequel s'insère le fameux tendon d'Achille.

De plus, la position des orteils qualifie la forme de vos pieds. Vous avez peut-être entendu parler du pied grec, du pied égyptien, du pied carré… La courbe de la plante marque aussi les particularités. Un pied plat, par exemple, est très différent d'un pied creux. Chaque forme de pied nécessite donc une forme de chaussure qui lui soit adaptée.

Évitez les talons trop hauts, au-delà de 3-4 cm, vous risquez d'écrabouiller l'avant du pied et d'entraîner à la longue un raccourcissement de votre tendon d'Achille ; prenez des chaussures assez larges, où vous êtes à l'aise. Mesdames, et moi la première, ne craquez pas pour une paire de chaussures en prenant la pointure en dessous parce qu'il n'y a plus votre taille. Savourez les bienfaits de marcher pieds nus, mettez les doigts de pied en éventail le plus souvent possible ! Pensez à masser vos pieds, à les hydrater. Et si vous avez des douleurs, n'hésitez pas à consulter un podologue, qui saura vous conseiller.

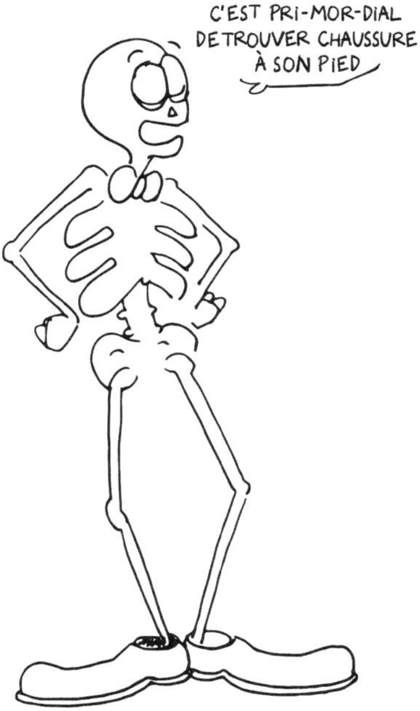

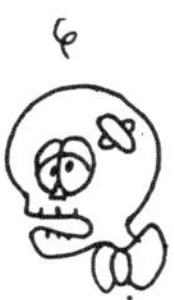

Les semelles du podologue

Vos pieds vous font-ils souffrir ? Ils sont plats, creux, vous présentez des durillons, des cors ? Vous avez tendance à avoir un déséquilibre à la marche, vous souffrez de douleurs chroniques du dos qui ne passent pas avec la rééducation, vous reprenez une activité physique ? Toutes ces circonstances font qu'il serait judicieux de consulter un podologue pour qu'il établisse un bilan complet de votre posture et de vos appuis autant en statique qu'en dynamique. Cela ne veut pas dire que vous allez avoir des semelles à vie, rien n'est définitif, mais cela peut vous apporter un certain confort. N'oubliez pas qu'il est important de masser vos pieds et de marcher pieds nus le plus souvent possible.

Déhanchez-vous !

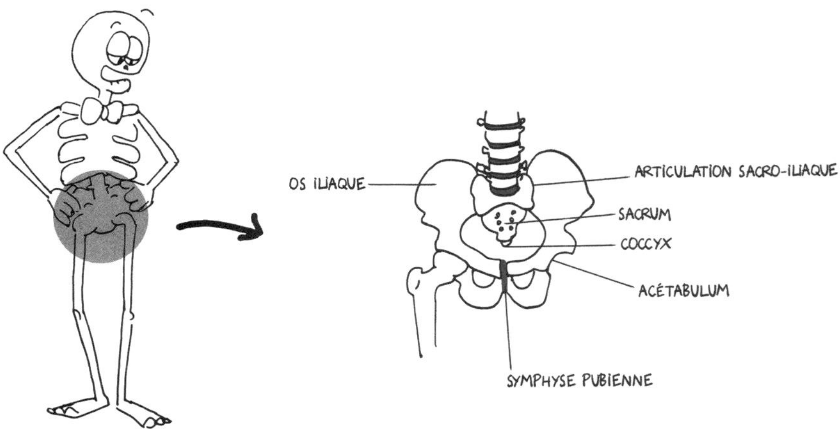

Quand je donne des exercices à mes patients sur le bassin et que je leur dis : « On va travailler la mobilité de votre bassin… alors mettez vos mains dessus », c'est bien souvent la panique ! « Le bassin, où est-il ? Comment est-il fait ? Mais il bouge vraiment ? »

Évidemment, je ne vous cache pas que c'est une partie de notre corps très dure à apprendre en anatomie. Quand j'étais à l'école et qu'il fallait visionner ces deux ailes dans l'espace, c'était un vrai casse-tête, mais on finit par y arriver. Aujourd'hui, les étudiants ont une chance inouïe de pouvoir voir cet os en 3D grâce aux outils numériques…

Notre bassin est donc un complexe d'os à la jonction des parties supérieure et inférieure de notre corps. Retenons que l'architecture du bassin est constituée par les deux os iliaques (que l'on pourrait comparer à deux ailes), entre lesquels vient s'encastrer le sacrum qui est comme une pyramide inversée à la base de la colonne. Cet ensemble est réuni par trois articulations peu mobiles. On retrouve les fameuses articulations sacro-iliaques entre les deux os iliaques et le sacrum, et la symphyse pubienne en avant.

Pour entrer plus dans les détails, le bassin se compose de huit structures principales. Pour celles et ceux que cela intéresse, nommons-les : le sacrum, le coccyx, la symphyse pubienne, puis l'ilium, l'ischion, le pubis, le foramen obturé et l'acetabulum en paires symétriques. Ouf !

Le rôle du bassin est triple : en premier lieu, il offre une protection aux intestins, à la vessie et aux organes sexuels internes. C'est aussi une structure vitale de soutien et d'équilibre du haut du corps. Toute notre colonne vertébrale repose dessus. Enfin, il permet de connecter le torse à nos jambes.

Par un intermédiaire – l'acetabulum –, qui pourrait être comparé à la forme d'une tasse, le bassin s'articule avec la tête du fémur pour former l'articulation de la hanche. Hanche et bassin forment la ceinture pelvienne.

Le coccyx, quant à lui, est situé tout au bout de notre colonne ; ce petit os qui peut se fracturer quand on fait une chute violente sur les fesses serait un vestige de nos ancêtres. Il y a de cela de longues années, ce petit os nous aurait servi d'appui, comme une petite queue sur laquelle on reposerait.

Maintenant que nous avons vu les différentes pièces de cette armature, voyons voir comment notre bassin bouge. Pour bien ressentir la mobilité du bassin, il est d'abord essentiel de sentir les ischions sous nos fesses, ces deux boules sur lesquelles nous sommes assis. N'hésitez pas à glisser vos mains sous les fesses, les vôtres bien entendu, pour les percevoir. Dans notre jargon on utilise deux mots que vous avez sans doute entendus : antéversion et rétroversion du bassin.

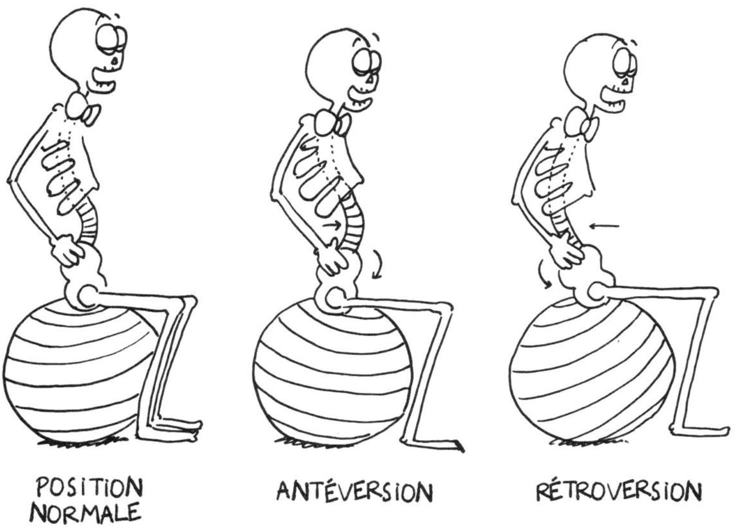

L'antéversion, quand on creuse le bas du dos et qu'on augmente notre cambrure lombaire. En quelque sorte, on pointe les fesses en arrière et notre bassin bascule vers l'avant. La rétroversion, quand on arrondit le bas du dos, le bassin roule vers l'arrière.

Léon va nous faire une démo ! Allez, hop, c'est le moment de remuer le popotin. Si vous avez un gros ballon chez vous, c'est l'idéal pour commencer.

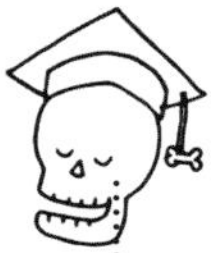

Différence entre le bassin de la femme et de l'homme

Comme vous le savez, nous les femmes disposons d'une chance inouïe qui est de pouvoir porter notre bébé durant neuf mois. Pour cela, la nature a encore bien fait les choses : nous avons un bassin plus large que haut.

La symphyse pubienne à l'avant est élastique et permet donc au bassin de s'adapter suivant les contraintes dues au poids du bébé. Il faut savoir que durant la grossesse, grâce aux hormones sécrétées, la femme est plus souple, ce qui permet aux ligaments du bassin de se relâcher pour laisser de la place au bébé et pour préparer le corps à l'accouchement.

JETONS UN OEIL LÀ-DESSOUS...

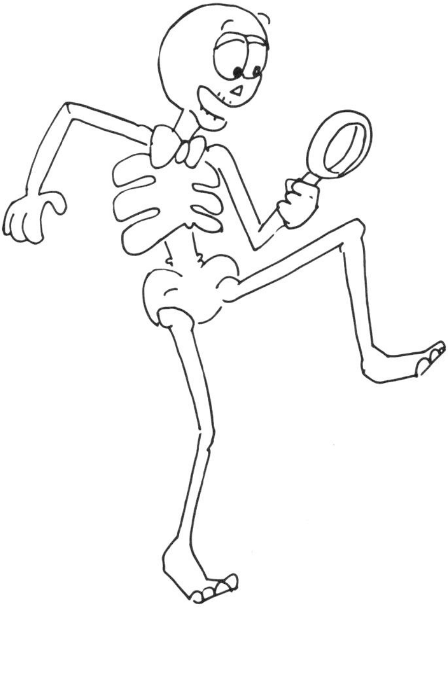

Notre squelette forme une charpente osseuse, solide, résistante et très sophistiquée. Félicitations à notre cher architecte et à notre charpentier, n'est-ce pas, Léon ? Quels sont donc les matériaux qui composent notre squelette, nos os ? Car, même si ceux-là sont solides, ils ne sont pas en bois ni en béton, sinon nous serions bien trop lourds !

Pardon pour mes amis végétariens, mais tout le monde a déjà vu un os de poulet ou un os à moelle... Avez-vous déjà pris le temps d'observer la forme, la couleur et l'intérieur de ces os ? La prochaine fois que vous tomberez sur un os, vous penserez à jeter un œil un peu plus intéressé. Et vous verrez, le poulet du dimanche deviendra vraiment intéressant.

À vos marques, prêts, désossez !

Pour nous y retrouver, prenons par exemple l'humérus, qui est l'os de notre bras. C'est un os long. On distingue trois parties aux os longs. Vous allez voir, c'est utile de comprendre cela pour la suite.

Au centre, on trouve la **diaphyse**. On pourrait la comparer à un tube ou à un cylindre d'os qui est relativement épais et qui renferme un canal central. Chez les adultes, ce canal contient la moelle jaune, substance molle et graisseuse qui remplit la cavité centrale des os longs.

Aux extrémités, on trouve l'**épiphyse**, qui se coiffe de son plus beau chapeau : le cartilage. Ce fameux cartilage, vous en avez entendu parler, c'est un tissu lisse qui protège l'extrémité de votre os.

Entre les deux, c'est-à-dire entre la diaphyse et l'épiphyse, on trouve la **métaphyse**. C'est une zone de jonction où se loge le cartilage de croissance qui disparaît à l'âge adulte. C'est à partir de là que nos os grandissent.

Maintenant que nous avons vu les trois parties qui composent nos os, nous pouvons observer dans la loupe de Léon que l'intérieur n'est pas le même partout.

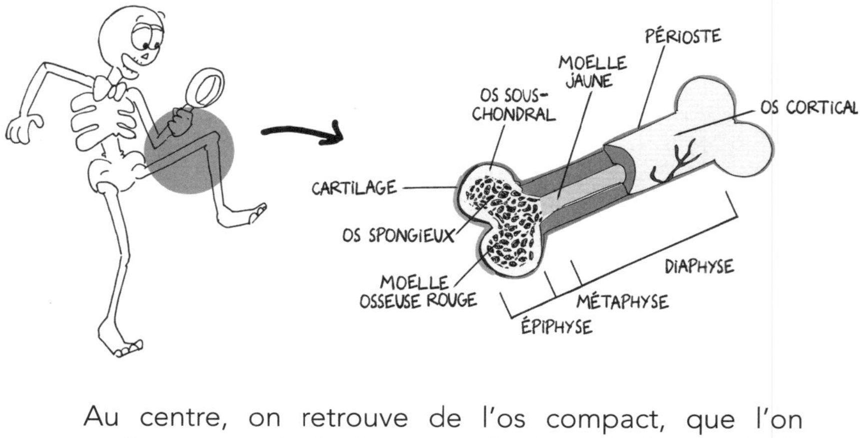

Au centre, on retrouve de l'os compact, que l'on appelle **os cortical**, dense et épais, qui donne de la force. Cette partie représente 80 % du poids de l'os. Le mot « cortical » vient du latin *cortex*, qui veut dire écorce, alors pourquoi pas comparer l'os cortical à l'écorce d'un arbre !

À la périphérie, on retrouve l'**os spongieux**, qui comme son nom l'indique peut être comparé à une éponge. C'est une sorte de mousse légère et solide à la fois. Cette structure, un peu comme les alvéoles d'un nid d'abeilles, lui confère force et légèreté. Cet os forme des travées qui s'entrecroisent, délimitant alors des espaces au niveau desquels va se placer la moelle osseuse.

On distingue deux sortes de moelle : la **moelle osseuse rouge**, que l'on retrouve dans l'os spongieux et dans certains os plats et courts de notre corps comme les os du bassin, le sternum, les omoplates, les côtes. Elle a un rôle actif dans la production des éléments du sang. La **moelle jaune**, quant à elle, constitue une forme involuée de la moelle rouge. C'est une moelle graisseuse qui, pour les amateurs, a des qualités gustatives très appréciées chez l'animal. Un petit os à moelle, Léon ?

Puis nous avons l'**os sous-chondral**, qui correspond à une condensation de l'os spongieux au niveau de l'extrémité, ou on peut dire de la tête de l'os ; c'est-à-dire en dessous du chapeau formé par le cartilage.

Donc, si nous résumons, nous avons trois types de tissu osseux : l'os cortical, dense, résistant, épais (l'écorce). L'os spongieux, composé de lamelles qui s'entrecroisent, constituant une véritable éponge présentant des logettes où se situe la moelle osseuse et disposant d'un système de travées permettant la transmission des forces. Et enfin l'os sous-chondral, venant supporter en quelque sorte le cartilage articulaire.

Ce n'est pas fini, Léon !

Apparaît ici une membrane richement vascularisée et innervée : le **périoste**, qui, comme son nom l'indique, recouvre l'os. On pourrait dire que c'est la peau de l'os. C'est lui qui est responsable de la sensibilité de l'os dans les traumatismes comme les fractures. Si les fractures font mal, c'est lié à l'irritation du périoste. Il va avoir un rôle dans la croissance de l'os en épaisseur.

Ainsi, si on a la peau de l'os, ensuite l'écorce, puis l'éponge, puis de la moelle à l'intérieur qui produit les cellules du sang… notre esprit logique voudrait qu'il y ait aussi des vaisseaux qui viennent nourrir et chercher ce dont le corps a besoin.

Eh bien oui, Léon, tu as tout compris, allons voir encore plus près, la visite n'est pas terminée !

Un petit tour dans les circuits

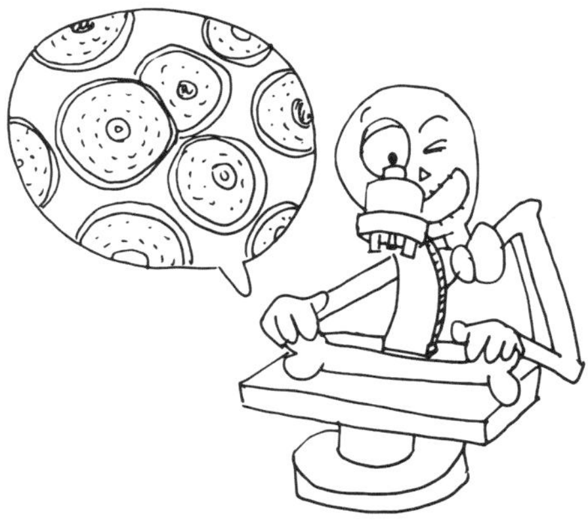

Dans l'os compact, on distingue de petits cercles assemblés de façon très serrée les uns avec les autres. Chacun de ces cercles est un ostéon. Et à l'intérieur de chacun de ces ostéons, on distingue un point blanc : c'est l'entrée d'un canal par lequel le sang circule à l'intérieur des os. Eh oui, l'os est un matériau vivant !

Un os est en permanence alimenté par des vaisseaux sanguins qui transportent le calcium, le phosphore, des minéraux qui vont permettre à des cellules d'entretenir le tissu osseux, car il se renouvelle en permanence ; et cela à cause notamment des chocs qu'il encaisse. Le sang circule dans la partie compacte de l'os, à travers de petits conduits, les fameux ostéons. Il circule également dans la partie spongieuse de l'os. Les vaisseaux se faufilent entre les travées.

L'os reçoit pour son fonctionnement une vascularisation avec des artères qui apportent du sang et donc des nutriments et de l'oxygène, nécessaires au métabolisme osseux. Les veines vont récupérer le sang veineux et le ramener dans la circulation. La vascularisation artérielle se fait par des branches collatérales des troncs artériels passant à proximité de l'os. L'artère nourricière pénètre dans l'os par un trou que l'on appelle foramen nourricier.

Cette vascularisation est importante au niveau de la tête fémorale, au niveau du col du fémur. C'est pour cela que les fractures du col du fémur peuvent se compliquer, car il peut y avoir une nécrose de la tête fémorale, c'est-à-dire une absence de vascularisation entraînant l'assèchement de l'os en quelque sorte et sa mort.

Afin que nos os ne se retrouvent pas démunis, il existe même une suppléance assurée par le périoste (la peau de l'os). Il se comporte comme une lame porte-vaisseaux. Cela vaut pour la majorité de nos os. Il existe quelques exceptions. Par exemple, au niveau de la main, vous avez certainement entendu parler de la fracture du scaphoïde, qui est très longue à consolider et parfois même peut entraîner une pseudarthrose (retard de la consolidation). Il se trouve que ce petit os est essentiellement recouvert de cartilage, il n'est pas recouvert de périoste lui amenant une vascularisation suffisante.

L'autre suppléance vasculaire est assurée par les muscles qui s'insèrent sur les os et leur apportent un complément de munitions. Les muscles sont très vascularisés et les os sont les surfaces d'insertion des muscles. Encore une fois, tout notre organisme travaille de concert. Seuls deux petits os, le lunatum dans la main et le talus dans le pied, n'ont aucune insertion musculaire, ce qui les rend très fragiles. On appelle maladie de Kienböck une névrose avasculaire de ce petit os du carpe, le lunatum. Cela arrive souvent chez les travailleurs manuels, avec le marteau-piqueur ou autre.

Quant à la circulation veineuse de retour, elle se fait par des veines satellites des artères, mais également par les muscles et toujours par le fameux périoste.

L'innervation de l'os se fait par le périoste. Vous connaissez tous cette douleur quand vous vous cognez la jambe, la crête du tibia contre votre table basse ; à croire que les tables basses ont été inventées essentiellement pour ça ! C'est ce traumatisme au niveau du périoste qui entraîne cette douleur vive. Mais l'innervation par ce biais ne permet pas que cela. En effet, les capteurs présents dans ce fameux périoste sont essentiels pour la réalisation des mouvements et pour informer notre cortex sur la position de notre corps. Nous abordons ici la notion de proprioception, qui correspond à la sensibilité profonde de notre fabuleuse machinerie. En effet, notre corps est doté d'un système de capteurs/récepteurs situés au niveau musculaire, ligamentaire, qui renseigne les centres supérieurs sur la position de nos membres dans l'espace.

Une usine à sang

L'os est un tissu vivant en perpétuel renouvellement. On retrouve ainsi des cellules (que l'on appelle les ostéoblastes ou ostéocytes) qui vont fabriquer du tissu osseux ; et d'autres cellules qui vont le dégrader : il s'agit des ostéoclastes.

Notre squelette n'est pas simplement fait pour maintenir la structure du corps. Il contient également la plus grande réserve de cellules souches adultes.

Les globules rouges, les plaquettes et l'essentiel des globules blancs sont fabriqués juste ici, dans la moelle osseuse.

Allons un peu plus loin !

Tous les os contiennent de la moelle osseuse. La moelle osseuse est un tissu mou présent à l'intérieur de tous les os du corps. On distingue la moelle jaune, composée de cellules graisseuses, présente dans le canal central appelé le canal médullaire à l'intérieur des os longs. Et la moelle rouge, présente dans les extrémités des os longs et dans les os plats comme les os du bassin, les côtes. Cette moelle osseuse rouge est gorgée de cellules souches hématopoïétiques. Quel drôle de nom, Léon, « hématopoïétique »... Étymologiquement, ce mot veut dire « faire du sang » ! La moelle osseuse est capable de produire tous les composants du sang : les globules

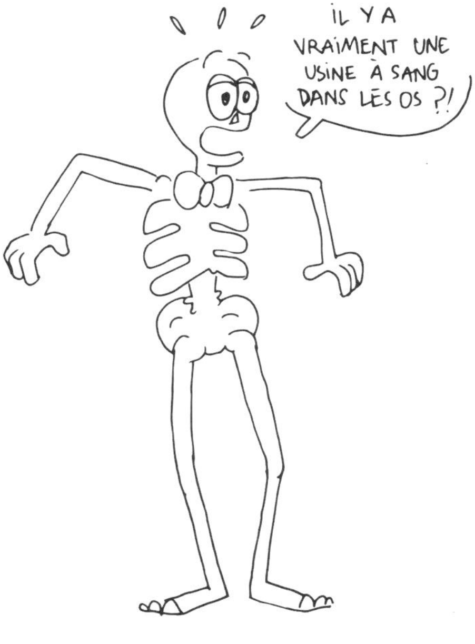

rouges qui transportent de l'oxygène, les plaquettes qui participent au processus de cicatrisation et une partie des globules blancs, qui sont les défenseurs immunitaires de notre corps. La moelle rouge joue donc un rôle fondamental dans le fonctionnement de notre organisme.

Chez les enfants, il y a de la moelle rouge dans tous les os, y compris les os longs comme le fémur. Normal, un enfant est en pleine croissance, à la différence d'un adulte, qui doit se contenter de renouveler ses cellules. L'enfant doit aussi augmenter son stock, par conséquent, la demande étant plus forte, il a besoin de davantage de moelle rouge. Avec le temps, la croissance ralentit et elle finit par s'arrêter aux alentours de vingt ans. À partir de là, progressivement la moelle rouge se transforme en moelle jaune et à terme seuls les os plats et les os courts produisent les cellules sanguines.

Comment se forment les os ?

Chez le fœtus, dans l'utérus de la maman, la majorité du squelette est constituée de cartilage, mais progressivement les minéraux vont se fixer et convertir le cartilage en os. Ces minéraux se trouvent dans la nourriture que consomme la future maman. C'est ce qu'on appelle le processus d'ossification.

Les cellules sanguines d'un fœtus ne sont pas fabriquées dans la moelle osseuse, mais dans le foie et la rate.

À partir de la sixième semaine, des vaisseaux sanguins viennent se connecter sur le cartilage qui jusque-là n'était pas irrigué. La connexion a lieu au centre du futur os. Le sang achemine une première vague de cellules qui vont détruire le cartilage ; vous les connaissez maintenant, il s'agit des ostéoclastes. Dans la foulée, une deuxième vague de cellules s'attellent à la reconstruction : les ostéoblastes, qui produisent des fibres sur lesquelles vont se fixer des minéraux comme le calcium. L'ossification commence au centre de l'os et se poursuit de chaque côté, au niveau des extrémités.

L'os va ainsi grandir grâce à un véritable travail d'équipe !

Les ordres sont transmis par des hormones, des messages produits par des glandes et acheminés jusqu'aux os par des vaisseaux sanguins. Les hormones de croissance sont sécrétées par l'hypophyse, une glande située dans le crâne.

Ces hormones de croissance ouvrent donc le chantier, elles donnent l'ordre aux cellules du cartilage (dit « de conjugaison ») de se diviser ; parallèlement, des hormones sexuelles donnent l'ordre aux ostéoclastes et aux ostéoblastes de se mettre au travail. Les unes détruisent le cartilage, les autres le remplacent par du tissu osseux. L'os s'allonge, il grossit également. Quand l'os a terminé sa croissance, le cartilage de conjugaison disparaît complètement. Il s'ossifie. Pour autant, ostéoclastes et ostéoblastes ne partent pas en vacances. Durant encore

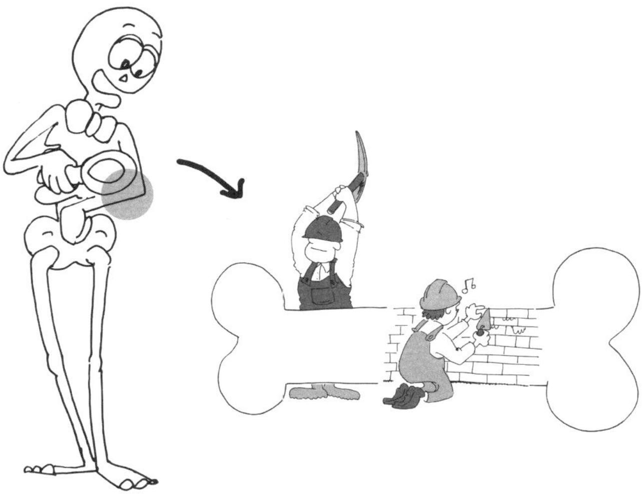

de longues années, ils vont continuer à entretenir le tissu osseux sous le contrôle des hormones sexuelles.

Il peut exister des pathologies de croissance, avec un excès de production hormonale. En effet, vous avez peut-être entendu parler de l'homme qui a battu le livre des records, le géant... c'est une maladie qui s'appelle acromégalie. Le gigantisme est dû à un dysfonctionnement au niveau de l'hypophyse.

Quand on tombe sur un os...

Il arrive que nos os ne grandissent pas et n'évoluent pas normalement. Je vais vous citer ici les principales maladies que nous pouvons rencontrer.

- **Maladie de Sever**

C'est une maladie de croissance qui touche les enfants entre huit et quinze ans. Elle se caractérise par une douleur au talon, parfois aux deux. En fait, elle correspond à une fragmentation ou des micro-fractures du cartilage de conjugaison (la partie où l'os grandit) au niveau du calcanéum, qui est l'os du talon. L'arrêt du sport est impératif dans ces cas-là. Des semelles orthopédiques sont fortement conseillées pour diminuer l'impact du talon au sol. Tout doit rentrer dans l'ordre, il faut simplement le temps que la croissance au niveau du noyau d'ossification se fasse tranquillement.

- **Maladie des os de verre**

Elle se caractérise par une grande fragilité osseuse. C'est une maladie génétique rare. Nous avons vu que nos os sont solides et résistants grâce à une trame fibreuse bien conçue avec du collagène, des cristaux et des minéraux, essentiellement du calcium. Dans la maladie des os de verre, l'anomalie génétique touche la fabrication de cette trame fibreuse. Les ostéoclastes prennent le dessus sur les ostéoblastes. Ce qui est détruit n'est pas remplacé, les os se fragilisent, perdent de leur densité, deviennent transparents... Cette maladie apparaît souvent durant la croissance. Il existe des traitements médicamenteux qui permettent d'augmenter la densité de l'os et diminuent le risque de fracture. Des interventions chirurgicales peuvent également être nécessaires pour renforcer l'os.

- **Maladie d'Ollier : les os se déforment**

Elle touche les enfants et se situe au niveau des membres : mains déformées, jambes ou bras ralentis dans la croissance. Elle se manifeste avant l'âge de dix ans et se caractérise par la formation de tumeurs bénignes à proximité du cartilage de croissance, freinant ainsi la croissance et entraînant des déformations. La solution est en général chirurgicale : on enlève les excroissances osseuses. Le plus souvent, une fois la croissance terminée, la maladie se stabilise.

Bon, tout cela n'est pas très gai, mais bon, on ne peut pas l'occulter. Les os sont en effet une matière vivante qui grandit tout au long de la vie, se renouvelle et au besoin se répare, comme par magie.

Maintenant que nous avons vu les profondeurs de notre architecture, allons voir la colonne vertébrale de notre squelette, notre pilier, et tentons de comprendre comment tout cela s'imbrique.

NOTRE COLONNE VERTÉBRALE, UN VRAI RESSORT

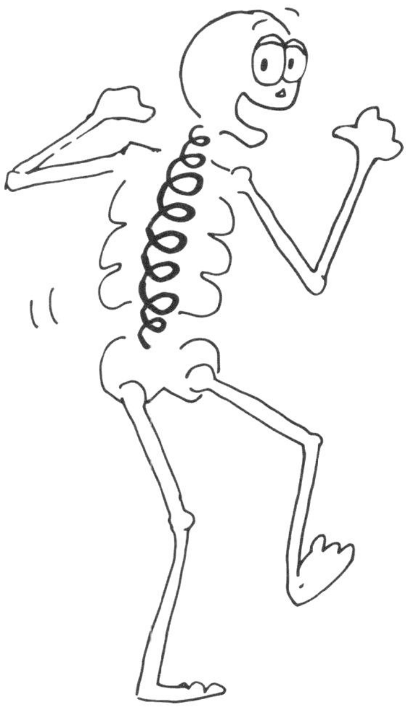

Notre colonne vertébrale constitue l'axe de notre charpente, notre pilier, c'est elle qui nous permet de tenir debout. C'est un système très ingénieux, mais, quand des douleurs surviennent dans cette région, très vite nous nous sentons démunis, le moral dans les chaussettes. Comme vous le savez, le mal de dos est le mal du siècle. Alors, Léon, allons voir de quoi est fait ce ressort qui nous sert de mât ! On pourra ensuite voir comment en prendre soin.

Notre colonne vertébrale est composée d'un empilement de 33 vertèbres dont 5 sont fusionnées pour former le sacrum et 4 le coccyx. Au sommet, celles qui soutiennent la tête sont au nombre de 7, ce sont les vertèbres cervicales. Les deux premières, atlas et axis, nous permettent de bouger la tête dans toutes les directions : sur les côtés, en haut, en bas, en rotation. Mais ne nous permettent pas de tourner la tête à 270 degrés, comme nos amis les chouettes, qui ont un système anatomique différent du nôtre, qui leur permet de tourner la tête sans se casser le cou !

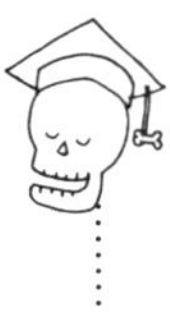

Pour la petite histoire, le crâne va reposer sur l'atlas, qui est la première vertèbre cervicale. Le nom de cette vertèbre cervicale est un clin d'œil à la mythologie grecque, où le Titan Atlas était censé porter le monde sur ses épaules. On a la tête bien dure ! Le crâne protège notre cerveau, donne la forme à notre visage et sert aussi de caisse de résonance à la voix.

Sous les 7 vertèbres cervicales, on trouve les 12 vertèbres dorsales, auxquelles sont attachées les côtes.

En continuant de descendre, on rencontre les 5 vertèbres lombaires, qui s'achèvent sur des petits os soudés qui forment une pyramide inversée : le sacrum et le coccyx.

Avec la colonne vertébrale, vous constatez donc que nous pouvons effectuer une série très importante de mouvements. Tout cela est permis par l'empilement de nos vertèbres. Et ce n'est pas tout : la colonne vertébrale est aussi le système de protection de la moelle épinière.

Un ressort en forme de « S »

Vue de dos, on a l'impression que la colonne vertébrale est totalement rectiligne ; mais vue de profil c'est une autre histoire ! On se rend compte que la colonne vertébrale dessine des courbures ; elle a en fait la forme d'un S, pour amortir les chocs.

La colonne vertébrale encaisse en permanence des chocs importants, et pas besoin de pratiquer une activité violente, il suffit de marcher ! À chaque pas, la colonne encaisse le poids du buste et celui de la tête. Si elle était droite comme un I, elle aurait beaucoup de mal à résister. Heureusement, la plupart du temps, elle a la forme d'un S, ce qui permet d'amortir les chocs comme un ressort.

Les efforts sont répartis sur toutes les courbures et sur tous les disques intervertébraux. Il arrive que les courbures de notre colonne ne soient pas respectées, à cause d'une mauvaise posture et/ou d'un manque de tonicité musculaire. On retrouve trois courbures : la lordose

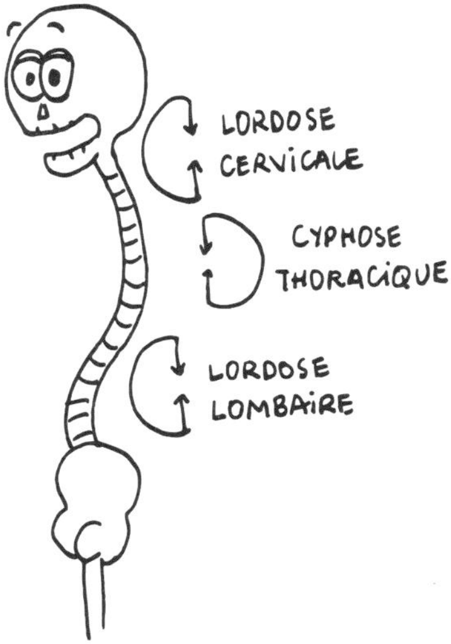

cervicale (concave), la cyphose thoracique (convexe) et la lordose lombaire, vulgairement appelée le creux des reins. Le danger, c'est que la colonne se courbe comme un C. Dans ce cas, les efforts sont concentrés sur une seule courbure, les disques intervertébraux à cet endroit ne vont pas être très contents et vont se sentir un peu à l'étroit et comme écrabouillés. Les muscles et les ligaments qui participent au maintien de la colonne vont venir en renfort et tenter de corriger cette posture. Mais certains sont trop sollicités, ce qui à la longue peut provoquer une fatigue et des douleurs intenses. Et voici que commence le fameux « mal de dos ».

Donc, pour ne pas avoir mal au dos, il ne faut pas solliciter inutilement sa colonne vertébrale et veiller à adapter nos postures pour conserver les courbures. Par exemple, au bureau, veillez à adapter votre position ; pour ranger votre sac à dos, mieux vaut s'accroupir plutôt que de se pencher en avant… !

Redressez-vous !

Le tonus musculaire est nécessaire pour maintenir une bonne posture, notamment pour les enfants à l'école, qui ont tendance à s'avachir après quelques heures passées en position assise. Mais cela ne concerne pas que les enfants, bien entendu. C'est normal : à un moment donné, la gravité prend le dessus, car la tendance naturelle du corps est de s'économiser. Tout simplement, placez le dictionnaire ou le bottin sur le sommet de votre crâne et hop ! tout se redresse. C'est ce que nous appelons l'AAA : allongement axial actif ; qui permet de stimuler les muscles profonds nécessaires au bon maintien de notre mât. Puis pensez régulièrement à vous redresser devant votre poste de travail, en gardant votre regard à l'horizontal ; vous n'avez pas besoin de placer le dico à chaque fois, heureusement ! C'est ce que nous appelons l'autograndissement.

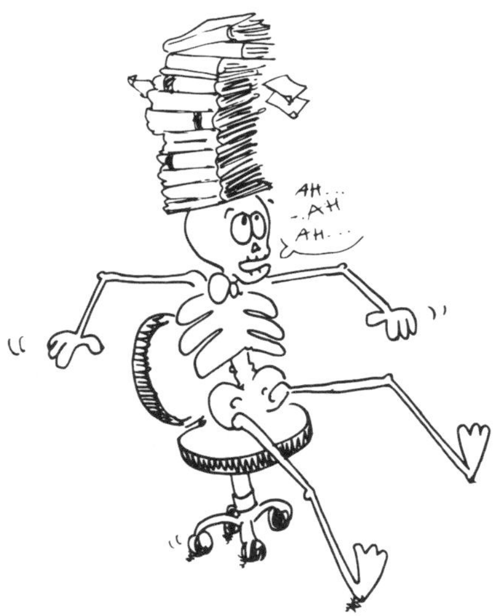

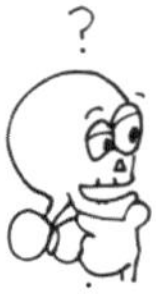

Est-on plus grand le matin que le soir ?

Eh bien oui ! On perd environ 1,9 cm tout au long de la journée. Nos disques intervertébraux, soumis à l'effet de la pesanteur, peuvent ici être comparés à des éponges que l'on comprime et qui se vident d'eau. Faites le test ! Mesurez-vous pendant une semaine le matin au réveil et le soir au coucher !

Les vertèbres, de drôles d'os !

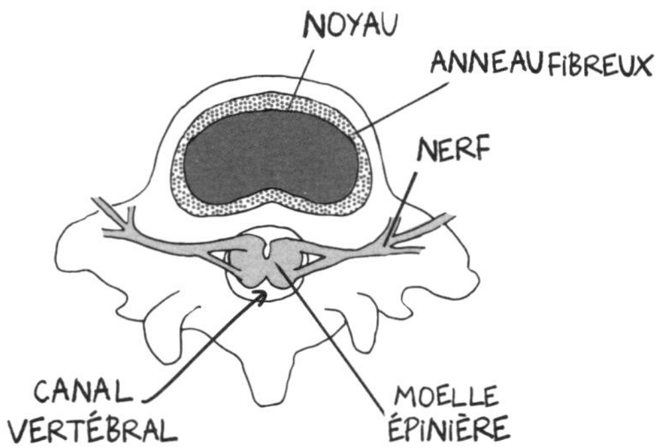

VUE SUPÉRIEURE D'UNE VERTÈBRE

Nos vertèbres font parties des os irréguliers. Elles ont une forme particulière, un corps à l'avant en forme de demi-cercle et à l'arrière un cadre formé par des lames transversales, des apophyses épineuses (c'est ce que vous sentez quand vous passez votre main dans le dos), mais surtout des surfaces articulaires (au nombre de quatre). Celles-là permettent aux vertèbres de s'emboîter les unes avec les autres tout en laissant une grande possibilité de mouvements, et c'est mieux pour refaire ses lacets !

Les vertèbres sont à leur tour protégées par des disques intervertébraux qui amortissent les chocs. Les disques se trouvent entre les corps des vertèbres, de véritables amortisseurs qui assurent le glissement. Nous parlerons plus loin de ces petits coussinets.

Ce que nous pouvons surtout observer, c'est que nos vertèbres sont trouées. Eh oui, Léon, toutes nos vertèbres sont percées ! La moelle épinière passe à travers ce trou par un canal que nous appelons canal rachidien ou canal vertébral. Les vertèbres sont la gaine de protection de la moelle épinière. Attention à ne pas confondre avec la moelle osseuse, qui est à l'intérieur des os.

La moelle épinière est un gros câble qui renferme un faisceau de nerfs assurant la transmission des informations entre le cerveau et le reste du corps et vice versa… Chaud, froid, dur, mou, commande de mouvements, réflexes, tout passe par là.

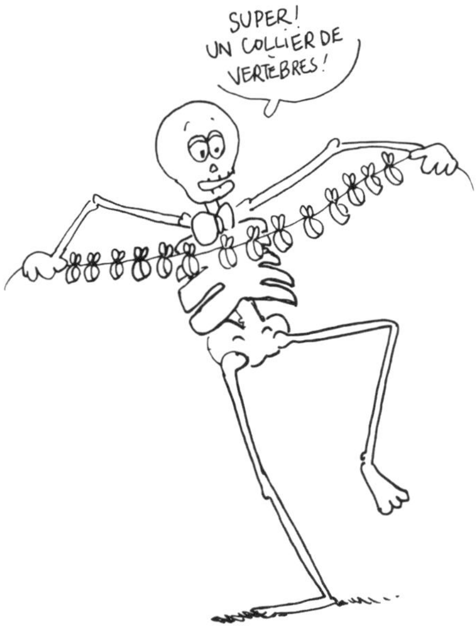

Cependant, la moelle épinière ne descend pas jusqu'en bas de la colonne. Elle s'arrête sous la deuxième vertèbre lombaire. À ce niveau la moelle épinière se transforme en spaghettis alors qu'avant elle avait plutôt la forme d'un cannelloni – pour les fanatiques de pâtes ! En effet, après la deuxième vertèbre lombaire, on retrouve un paquet de fins filaments ; c'est pour cela que l'on parle de queue de cheval.

Ces faisceaux nerveux sont destinés à l'innervation des organes du bassin et des membres inférieurs.

Le syndrome de la queue de cheval, une urgence chirurgicale

Peut-être en avez-vous déjà entendu parler. Si c'est le cas, vous savez qu'il s'agit d'une urgence chirurgicale qui doit être prise en charge dans les 24 heures après l'apparition des symptômes. Ceux-là peuvent être : un engourdissement, des fourmillements dans les membres inférieurs, des chutes inexpliquées, des troubles urinaires, mais aussi des troubles sexuels. Ce syndrome peut apparaître à tout âge, chez l'homme comme chez la femme. La cause la plus fréquente est la hernie discale, mais cela peut aussi être dû à une masse (comme une tumeur) qui vient comprimer la racine nerveuse. Dans tous les cas, une seule solution : l'opération neurochirurgicale.

Rassurez-vous, il ne faut tout de même pas paniquer au moindre mal de dos ! Cependant, si vous ressentez des choses vraiment inhabituelles, n'hésitez pas à consulter un médecin – au moins vous serez fixé.

Notre ressort en forme de S vient se terminer par ce petit os, l'os de la queue en anglais, *tailbone*. Il se situe à l'extrémité de notre colonne vertébrale. Le mot

« coccyx » vient du grec *kokkux*, qui veut dire « coucou », car ce petit os ressemble au bec de cet oiseau. En effet, cet appendice osseux est un vestige de la queue que nos cousins éloignés possédaient. Aujourd'hui, ce petit os composé de 4 vertèbres atrophiées n'a plus de fonction « dynamique ».

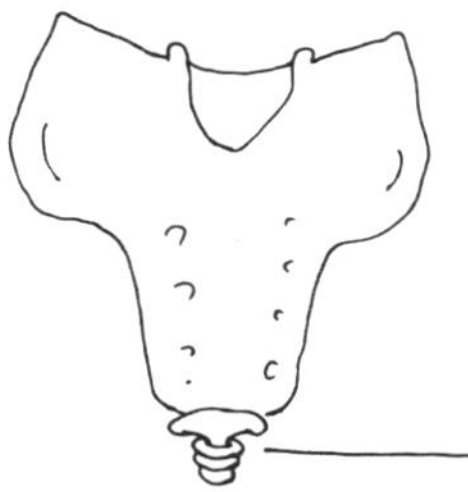

Je pense que vous êtes tous déjà tombés une fois sur les fesses et avez bien senti ce petit os ! Il peut en effet se fracturer suite à un choc… Il est important de prendre soin de cette zone, la pointe de notre axe. Suite à un traumatisme, comme toute zone du corps, elle est à traiter par des massages, mobilisations des tissus… Certes, ce n'est pas une zone qu'on aime se faire toucher par quelqu'un d'autre… mais sachez que les professionnels de la santé sont là pour ça, alors pas de tabou. Une consultation en techniques globales, ostéopathiques, sera nécessaire en cas de choc sur cette zone.

Les disques, de la guimauve ?

Vous avez sans doute déjà vu des maquettes de squelette… quand vous étiez sur les bancs de l'école. Le but d'une maquette est de montrer la face cachée du corps humain. Mais avez-vous remarqué comme, dans tous les squelettes, il y a une portion un peu plus molle qui ne

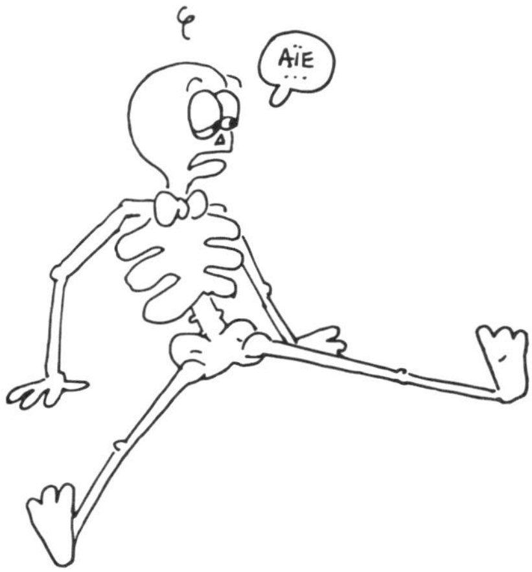

ressemble pas du tout à un os ? Cette portion molle se trouve dans la colonne vertébrale, entre deux vertèbres. Si on pouvait la toucher, on aurait l'impression de tâter une guimauve. Elle se présente sous la forme d'un disque épais de quelques millimètres et se trouve entre les os qui composent la colonne vertébrale, les vertèbres. Alors, très simplement, on appelle ces structures molles des disques intervertébraux ! Ces disques sont très utiles pour notre vie de tous les jours. Ils nous permettent de bouger, d'explorer, de partir à la découverte du monde...

Leur premier rôle est de relier toutes les vertèbres entre elles et de leur permettre de tourner les unes par rapport aux autres. Dès que l'on tourne la tête, le corps, que l'on se penche, que l'on s'étire... si cela se fait sans douleur et sans que les vertèbres s'accrochent entre elles, c'est grâce aux disques intervertébraux, qui créent cette liaison flexible entre les os.

Leur second rôle est celui d'amortir les chocs. Prenons l'exemple d'un malheureux accident de voiture. Souvent, la propulsion vers l'avant entraîne un choc entre les passagers et la voiture. Il est primordial d'essayer d'adoucir ce choc. Une des solutions qui ont été retenues a été la mise en place de coussins qui se gonflent d'air : les airbags. Ils viennent s'immiscer entre la tête et le pare-brise pour éviter un choc trop violent. Les disques intervertébraux remplissent le même rôle de coussin pour amortir les chocs ! À chaque fois que l'on marche, que l'on saute, que l'on court... ce sont des petits chocs que l'on fait subir à notre corps. Et si les disques n'étaient pas là, les vertèbres s'entrechoqueraient et finiraient par casser. Les disques sont les airbags de notre colonne vertébrale.

Mais ces « airbags » naturels sont plus sophistiqués et ne sont pas remplis d'air. À l'intérieur d'un disque, il y a un « noyau » et un « anneau » qui sont composés en grande partie d'eau. La présence de ces deux structures est importante, car c'est leur action commune qui permet d'amortir les chocs.

Parfois, les disques eux-mêmes peuvent être détériorés. En cas d'accident ou suite à un port de charge trop lourde, le noyau peut sortir de l'anneau du disque : exactement comme si on s'amusait à appuyer sur une cerise, on verrait sortir le noyau! C'est la hernie discale dont beaucoup d'adultes souffrent. La partie du noyau qui dépasse ne provoque pas forcément des douleurs, mais si jamais elle

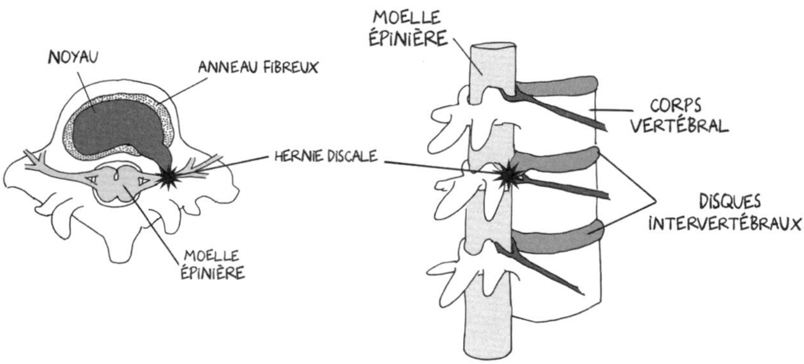

appuie sur un des nerfs qui passent par la colonne vertébrale, alors cela devient très douloureux. Une inflammation se crée tout autour de la hernie, venant aussi au contact des ligaments et de la capsule. Ceux-ci sont richement innervés, ce qui engendre une autre source de douleur.

On s'est tous déjà cogné le coude pile sur un nerf ; cela fait plus mal que d'habitude. C'est la même chose avec la hernie discale, du fait de la pression anormale sur le nerf.

La guérison est possible, c'est une question de temps. Passé le phénomène inflammatoire, la cicatrisation commence au niveau de l'enveloppe du disque pour contenir le noyau. Il faut compter minimum deux mois, pendant lesquels vous resterez tranquille ! Mais « tranquille » ne veut pas dire totalement immobile, surtout pas. Des étirements doux et des mobilisations douces du bassin viendront dynamiser votre corps sous l'œil avisé d'un professionnel.

VOUS EN AVEZ PLEIN LE DOS ?

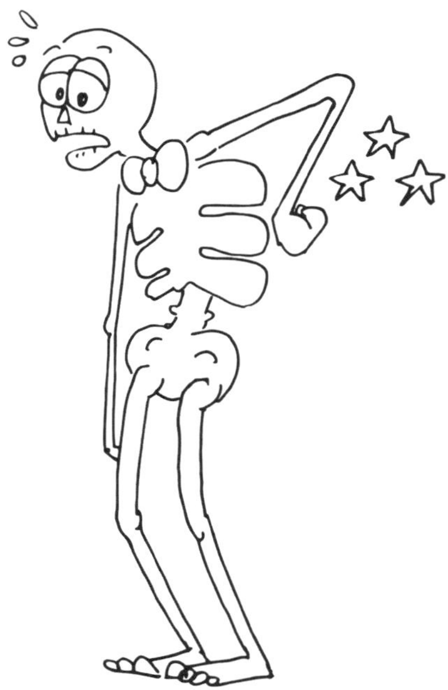

L'enroulement, votre ennemi n°1

Comme vous le savez, le mal de dos est « le mal du siècle ». Tout le monde a eu au moins une fois dans sa vie des douleurs au niveau de son dos. Personne n'est épargné ! De manière épisodique ou de manière chronique. Et quand « on en a plein le dos », ce n'est vraiment pas sympa.

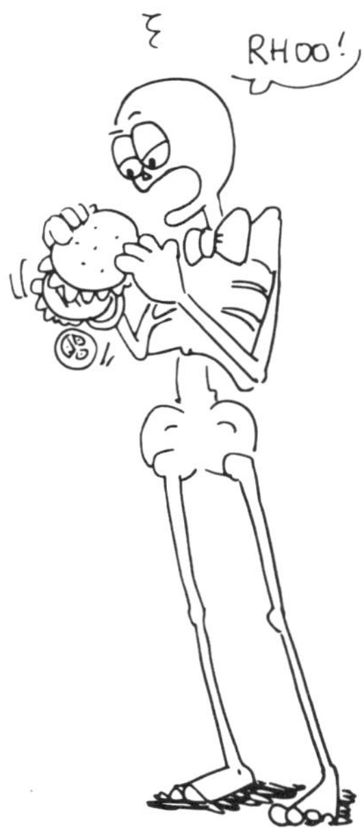

Le principal coupable, c'est l'enroulement. En effet, aujourd'hui, vous passez beaucoup de temps à votre bureau en position assise – tout dépend de votre activité, bien évidemment. Ou alors vous rentrez chez vous le soir et vous vous affalez dans votre canapé après une dure journée… Oui, quand votre dos s'enroule, votre position censée être une position de repos devient en fait une position d'effort permanent, qui est difficile à tenir à la longue. Alors, dès que vous posez vos fesses sur une chaise, soyez vigilant !

Pour imager ce qui se passe quand nous sommes en position assise, le dos enroulé, je prends souvent l'exemple du burger, bien entendu un veggie burger. Imaginez, le pain correspond aux vertèbres et le steak au disque. Si on met plus de pression sur un côté du burger, le steak va avoir tendance à ressortir de l'autre côté ; eh bien, pour les disques, c'est la même chose : en position enroulée, la pression qui s'exerce sur les vertèbres va avoir tendance à repousser le disque vers l'arrière. On parle de protrusion discale quand on a seu-

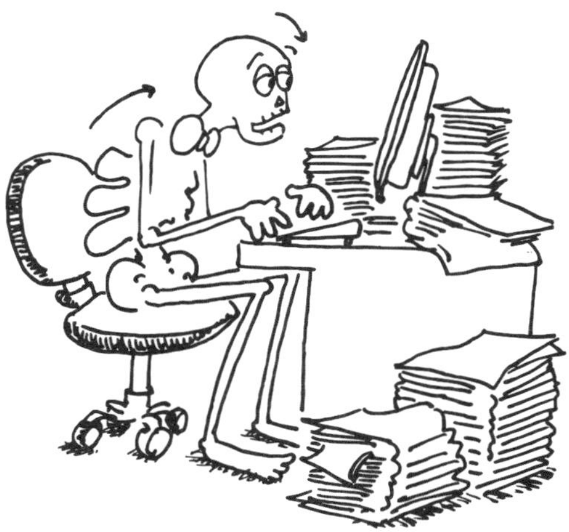

lement une saillie du disque et de hernie discale quand c'est carrément le noyau qui sort.

Évidemment, tout cela n'est pas sans conséquences. La partie du disque qui va dépasser peut venir irriter la racine nerveuse à l'arrière, mais aussi la capsule et les ligaments, créant alors une inflammation. C'est alors que la douleur surgit et que se produisent des symptômes comme des brûlures, des fourmillements dans les jambes en raison du trajet du nerf. À ce moment-là, on peut parler de douleurs sciatiques, de sciatalgie ou de cruralgie.

La sciatique, parlons-en

Le nerf sciatique est le plus long et le plus gros nerf de notre corps.

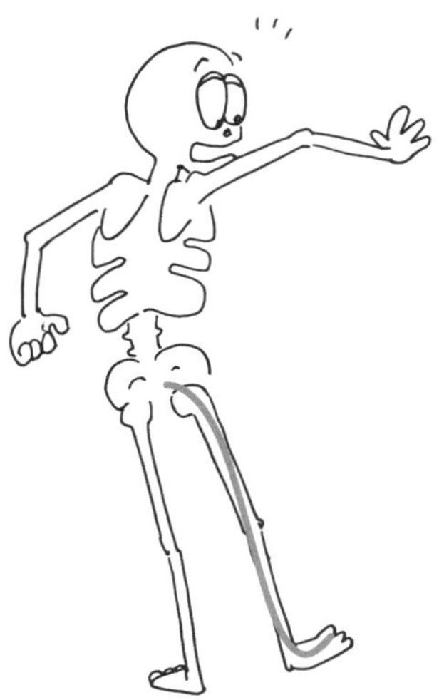

SCIATIQUE L5

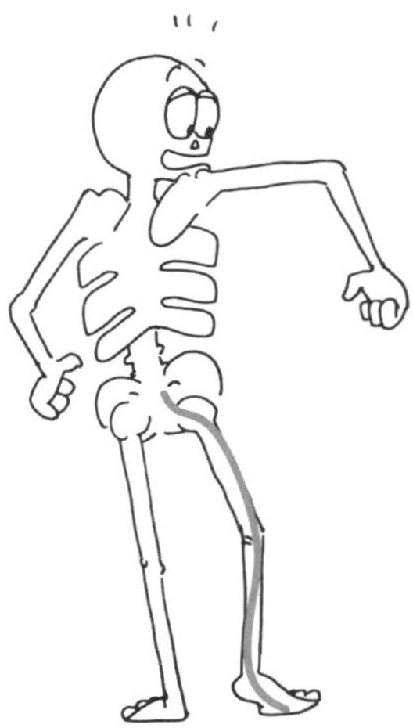

SCIATIQUE S1

Il résulte de l'association de plusieurs racines nerveuses de la moelle épinière, que nous appelons L5 et S1. Une fois ces racines réunies, ce nerf passe au niveau de la fesse, derrière l'articulation de la hanche, se prolonge à l'arrière de la cuisse. Arrivé au niveau du genou, dans le creux à l'arrière, il se divise en deux parties pour finir son trajet jusqu'au bout du pied. Le nerf sciatique est un nerf moteur et sensitif. C'est lui qui nous permet de monter sur la pointe des pieds par exemple, et c'est aussi lui qui assure la sensibilité de l'arrière de la jambe et de l'ensemble de notre pied.

On parle souvent de « sciatique », mais le terme exact est « sciatalgie », car il s'agit en fait d'une douleur sur le trajet du nerf sciatique. La douleur peut être localisée sur différentes zones du trajet du nerf : le bas du dos, la fesse, l'arrière de la cuisse, le mollet et le pied.

La plupart du temps, on retrouve une compression à son émergence au niveau de la colonne, au niveau de ses racines donc. Une atteinte au niveau de la racine L5 pourra entraîner des difficultés à relever le gros orteil et à marcher sur les talons, alors qu'une compression de la racine S1 se traduira par une difficulté à monter sur la pointe des pieds. Le nerf peut également se trouver comprimé en cas de contractures musculaires (notamment de deux muscles que nous verrons plus loin : le pyramidal et le psoas) ; une autre compression possible est l'arthrose avec les becs de perroquet, les discopathies.

Quant à la cruralgie, il s'agit d'une douleur sur le devant de la cuisse et de la jambe, sur le trajet du nerf crural.

Quand notre colonne se déhanche : la scoliose

Pour des raisons qu'on ignore, une vertèbre se décale sur son axe ; ses voisines suivent le mouvement ! Résultat : le S formé par la colonne vertébrale est décalé, par conséquent il ne remplit plus bien son rôle d'amortisseur. La scoliose est une déformation de notre colonne vertébrale dans les trois plans de l'espace, donc en 3D. Ce qui entraîne des déformations de notre thorax et des zones alentours. Puis les disques intervertébraux sont soumis à des forces de cisaillement importantes. Quant aux muscles et aux tendons qui essaient de corriger cette posture, ils travaillent davantage et, à la longue, ça fait mal. Une chose est sûre : si on ignore les origines de la scoliose, une mauvaise posture en aggravera les conséquences. Cependant, il faut distinguer la scoliose de l'attitude scoliotique. La scoliose est une déviation permanente de notre colonne dans les trois plans de l'espace alors que l'attitude scoliotique résulte d'une mauvaise posture sans rotation des vertèbres, et peut être facilement corrigée avec la rééducation.

Si le médecin pose le diagnostic de la scoliose, surtout n'arrêtez pas le sport, mais continuez. Privilégiez un sport symétrique comme la natation, la marche rapide, et évitez les sports asymétriques comme le tennis, l'escrime, favorisant le développement musculaire d'un seul côté. Et bien sûr il faut absolument penser aux assouplissements et notamment aux postures en torsion que l'on utilise en yoga et qui sont très, très bénéfiques dans les cas de scolioses. Le traitement de la scoliose dépendra de l'angle de déviation. Ce qui est important c'est qu'elle soit diagnostiquée et prise en charge le plus tôt possible.

Les trois muscles à connaître pour ne plus avoir mal au dos

Le **psoas** est souvent responsable de douleurs lombaires. C'est le seul muscle qui relie les jambes à la colonne vertébrale ; très puissant, c'est le plus grand fléchisseur de la cuisse sur le bassin. Il est beaucoup sollicité pour monter les escaliers, par exemple.

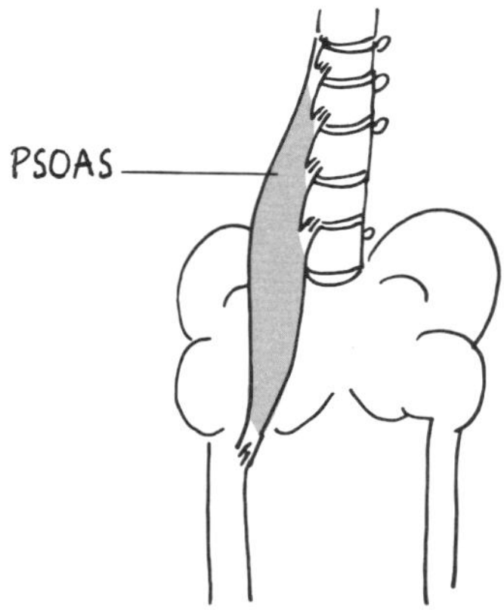

Comme vous pouvez le voir sur Léon, il part de la hanche, traverse l'abdomen et s'attache profondément sur les cinq vertèbres lombaires. Il réagit fortement au stress émotionnel, on le qualifie aussi de « poubelle du corps ». Du fait de nos postures assises, sédentaires, le psoas à la longue devient tendu et se rétracte, limitant ainsi la souplesse de notre colonne et de la hanche. Il est donc important d'étirer ce muscle. Léon va vous montrer comment faire !

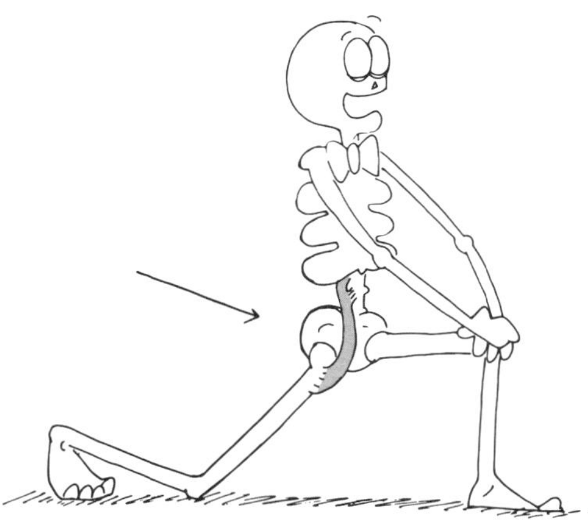

Le **piriforme**, connu aussi sous le nom de pyramidal, est un petit muscle de la fesse.

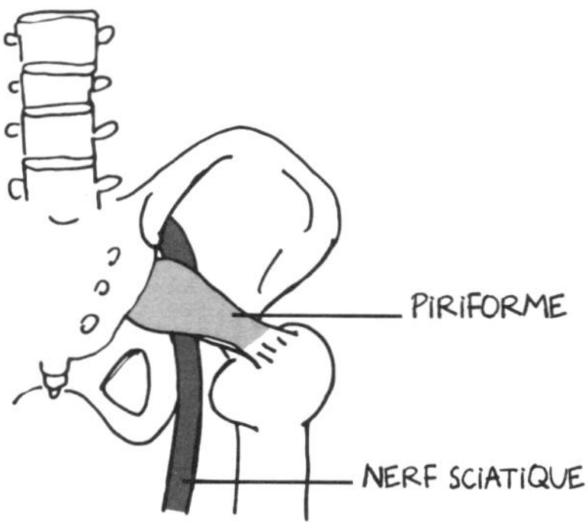

Il part du sacrum et va s'insérer au sommet du fémur. Comme vous pouvez le voir, la particularité de ce muscle est qu'il est très proche du nerf sciatique, qui passe juste en dessous. Donc, si le piriforme est contracturé, il peut venir irriter le nerf sciatique et causer des douleurs dans la région de la fesse, à l'arrière de la cuisse, à type de sciatalgies.

Il est donc aussi important de venir étirer ce petit muscle. Voyons comment faire ! Allongez-vous sur le dos, repliez vos jambes avec les pieds à plat au sol puis venez poser la cheville droite sur le genou gauche en laissant bien le genou droit s'ouvrir à l'extérieur. Attrapez avec vos deux mains la cuisse gauche et ramenez-la vers votre poitrine. Vous allez sentir l'étirement dans la fesse droite. C'est délicieux, n'est-ce pas ? C'est votre piriforme.

Le **carré des lombes**, comme son nom l'indique, a quatre côtés et est situé dans le bas du dos. Facile ! Il s'attache sur la douzième côte, sur les vertèbres lombaires et sur le bassin au niveau de la crête iliaque. Il a pour fonction de rapprocher les côtes du bassin et

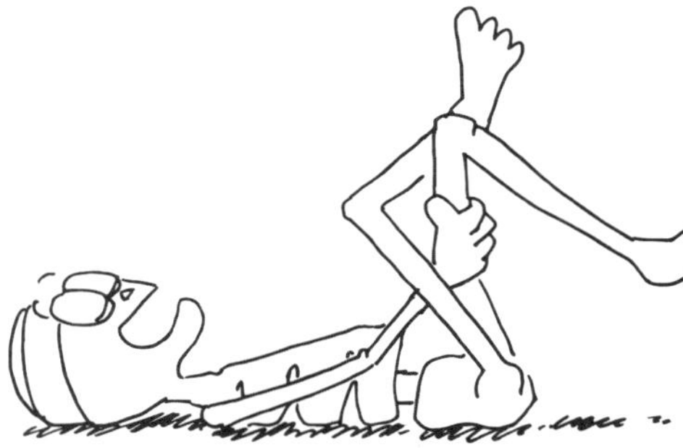

inversement le bassin des côtes. En quelque sorte, il permet de nous incliner sur le côté. Pour l'étirer, mettez-vous en position debout, levez les deux bras vers le ciel, attrapez le poignet droit et inclinez-vous vers la gauche. Et puis changez de côté.

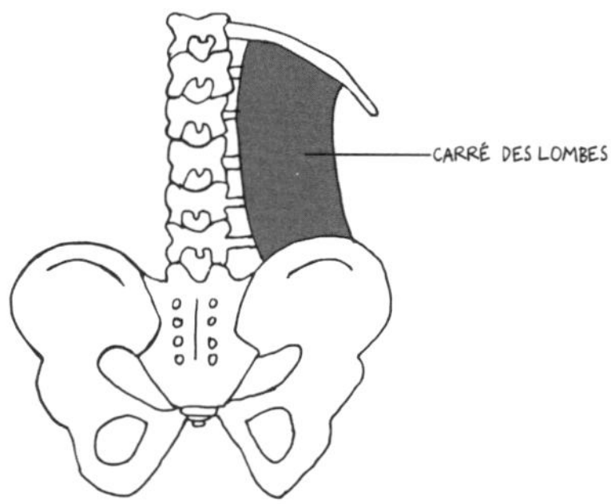

Les conseils de Léon pour prendre soin de son dos

Quand le mal de dos surgit, c'est la panique. En plus de nous mettre le moral dans les chaussettes, c'est aussi une vraie cause d'invalidité. Nombre d'arrêts de travail sont dus à ce problème. Voici donc quelques conseils simples à adapter dans nos gestes quotidiens, que ce soit au travail ou à la maison.

Vous avez compris que l'enroulement et la position assise prolongée n'étaient pas top pour votre dos, alors commencez par :
– éviter la position assise prolongée (la limiter ou la fractionner), faites des pauses, levez-vous de votre fauteuil toutes les heures et prenez le temps de vous étirer ;
– adopter une position correcte à votre poste de travail.

La bonne position pour travailler à son bureau :

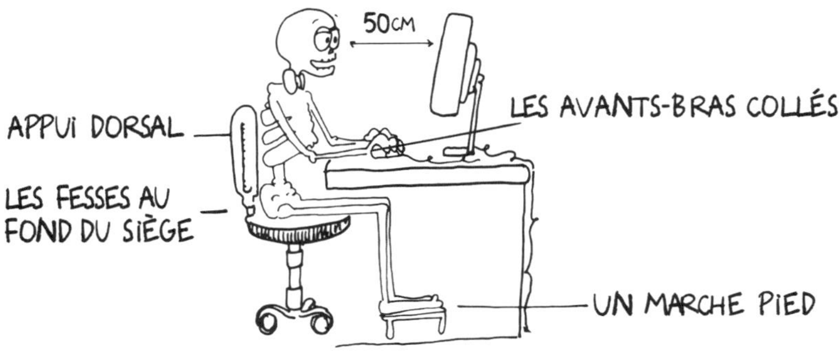

LA BONNE TENUE AU BUREAU

– les fesses doivent être collées au fond du siège ;
– avoir un appui dorsal ;
– le clavier et l'écran sont en face de vous pour éviter les mouvements de rotation de la tête et du tronc ;
– vos avant-bras doivent être posés sur le bureau ;
– la souris au plus près de vous pour éviter d'avoir à décoller l'avant-bras et créer ensuite des douleurs dans l'épaule, les cervicales…

– vos yeux doivent être à la hauteur de l'écran, mais à une distance d'environ 50 centimètres ;
– vos pieds doivent reposer sur un repose-pied.

Essayez déjà toutes ces petites choses. Si jamais ça ne suffit pas, vous pouvez toujours investir dans un fauteuil ergonomique avec renfort au niveau de la ceinture lombaire.

Sinon, vous avez sans doute entendu parler du gros ballon : le *swiss ball* ou ballon de Klein. C'est un gros ballon de 70 à 90 centimètres de diamètre sur lequel on peut s'asseoir en guise de fauteuil de bureau. C'est un excellent moyen de faire bosser nos muscles profonds et la ceinture abdominale sans y penser ! Il existe aussi une galette à glisser sous les fesses et qui permet de travailler les muscles profonds sans le moindre effort*.

À chacun de tester et de trouver ce qui lui convient.

En voiture, réglez votre dossier afin de maintenir le bon alignement de la colonne vertébrale, du bassin et de la tête. N'hésitez pas à glisser un petit coussin dans le bas de votre dos pour vous aider à maintenir votre colonne bien droite. Il existe un coussin assez génial (voir la note page précédente), que vous pouvez emporter un peu partout avec vous, en voiture, dans le train, l'avion et même au bureau : c'est le coussin super lombaire avec sangle, qui se glisse dans le bas du dos – je le conseille beaucoup à mes patients. Par ailleurs, tous les rétroviseurs doivent être correctement réglés pour éviter de vous tordre dans tous les sens. Messieurs les fanatiques de voitures de sport, si vous avez mal au dos, pensez à changer de voiture ! En effet, les voitures de sport offrent souvent une assise très basse qui positionne votre colonne vertébrale en enroulement ; et maintenant vous le savez, ce n'est pas bon du tout !

* Galette physiomat®. Pour le coussin à glisser au niveau des lombaires, vous le trouverez sur le site ergonline.

On ne le répétera jamais assez : ne vous penchez pas en avant pour ramasser quelque chose de lourd, utilisez vos jambes et pliez les genoux. Surtout si vous sentez que votre dos est fragile. Récupérez l'objet, ramenez-le près de votre torse, pour ne pas créer de porte-à-faux, et dépliez à nouveau vos genoux pour remonter. Vous n'imaginez pas le nombre de personnes qui restent bloquées parce qu'elles se sont précipitées pour ramasser un objet. Le pire, c'est que cela relève de l'évidence. On sait que se pencher est mauvais pour le dos, mais on le fait quand même.

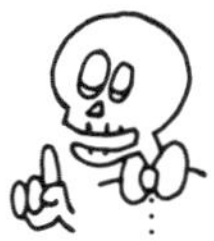

La ceinture lombaire, oui, mais pas trop !

Vous êtes nombreux à nous demander s'il faut porter une ceinture lombaire... Tout dépend de votre état, cela ne doit pas être systématique au moindre mal de dos. Si vous êtes dans une phase aiguë, avec des douleurs intenses, cela aidera à soulager vos muscles, car la ceinture prendra le relais. Mais soyez vigilant, car la ceinture peut entraîner également une immobilité. Donc elle est à porter à dose homéopathique.

La ceinture de confort lombaire Physiomat® est ma préférée, je la conseille à beaucoup de patients pour les problèmes de dos. En effet, si vous devez rester debout longtemps, aller voir une expo... et qu'à chaque fois vous avez des douleurs dans le bas du dos, cette sangle peut vous apporter une aide non négligeable. Elle soutient votre bassin sans gêner la respiration ni le ventre et permet en plus un renforcement de la musculature profonde. À tester !

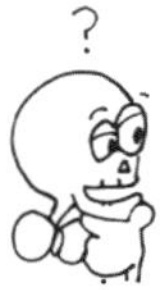

Quel sport pratiquer quand on a mal au dos ?

Effectivement, quand on a mal au dos, on a plutôt tendance à rester tranquille. Mais je ne le répéterai jamais assez : il est bon de bouger. Bien sûr, il faut bien choisir son activité et éviter un sport qui va entraîner des contraintes et vibrations trop importantes sur vos articulations. Oubliez donc le VTT de descente, le rugby... Préférez des activités comme la marche, le yoga, le Pilates, la natation, la danse. Le must serait la marche nordique. Et puis, si un jour vous avez envie de courir, rien ne vous empêche d'aller faire un petit tour de vingt minutes, à condition d'être bien chaussé. Ne vous interdisez pas de vivre, mais apprenez à doser vos efforts. Votre corps saura vous dire si vous en avez trop fait, faites-lui confiance.

Mal de dos, ce qu'il faut retenir

Pour soulager vos douleurs, votre médecin vous prescrit et vous conseille d'aller voir un kinésithérapeute. Quelle bonne idée !

Une des méthodes les plus utilisées et efficaces en cas de problèmes de dos, et notamment de hernies discales, est la méthode McKenzie. La méthode McKenzie est une méthode d'évaluation et de traitement des douleurs mécaniques du rachis. Pour la petite histoire, Robin McKenzie a en quelque sorte révolutionné le monde de la rééducation. Un jour, un de ses patients qui avait mal au dos depuis plusieurs mois, avec des irradiations à l'arrière de la jambe, à type de sciatalgies, vient le voir, il lui indique comme à l'accoutumée de s'allonger sur le ventre sur la table ; sauf que l'extrémité de la table avait été relevée pour le patient précédent ; son patient, qui n'était pas contrariant, s'allongea tout de même sur le ventre, ce qui positionna sa colonne vertébrale en hyper-extension, c'est-à-dire encore plus cambrée... alors qu'à l'époque l'extension de la colonne n'était pas du tout indiquée dans ce genre de problème. Quand le kinésithérapeute rentra dans la pièce et trouva son patient dans cette position, il sauta au plafond, pensant que cette position allait aggraver son état. Sauf que ce fut tout le contraire. Après cinq minutes dans cette position, le patient ne souffrait quasiment plus et n'avait pas été aussi bien depuis longtemps : sa douleur dans la jambe avait disparu, persistait seulement une petite douleur dans le bas du dos. C'est ce qu'on appelle le phénomène de centralisation : la douleur n'irradie plus dans la jambe, mais se localise, rapprochée en quelque sorte de la colonne vertébrale. Suite à cette découverte fortuite, la méthode est aujourd'hui utilisée dans le monde entier.

La rééducation consiste en une série d'exercices bien précis adaptés à chaque pathologie. Lors de la première consultation, le kiné établit un diagnostic mécanique qui permet ensuite d'établir une stratégie avec le patient, une direction de mouvement. Il n'y a pas meilleur thérapeute que le patient lui-même. Le patient devra travailler avec son ressenti corporel, percevoir le trajet de la douleur, son circuit, être à l'écoute encore et toujours. Ensuite il pourra adapter les postures, modifier son comportement pour guérir de manière durable. Le but des exercices est de diminuer les blocages liés aux déplacements des disques afin de soulager la douleur et retrouver une liberté de mouvement. Les exercices doivent être répétés plusieurs fois par jour. Le patient est le véritable acteur de son traitement.

Ce qu'il faut retenir, c'est qu'il faut amener le dos dans toutes les directions. Ne pas s'interdire l'extension, bien au contraire. La répéter. Prenez par exemple tous les automobilistes qui sortent de leur voiture sur une aire d'autoroute. Ce qu'ils font en premier, c'est s'étirer vers le haut et l'arrière. Il ne faut pas attendre la rééducation pour pratiquer les exercices indispensables à votre dos le plus régulièrement possible.

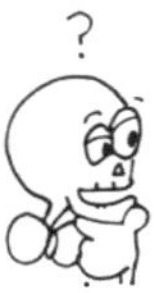

Quel matelas choisir contre le mal de dos ?

Vous êtes nombreux à demander quel type de matelas choisir, plutôt mou, ferme, à mémoire de forme... Bref, aujourd'hui sur le marché, vous pouvez tout trouver ! Il est vrai qu'on passe une bonne partie de notre vie sur notre lit ; alors le matelas a toute son importance. Ce choix-là est très personnel, et en plus tout dépend aussi de la personne avec qui vous le partagez. Vous pouvez opter pour des lits non solidaires en cas de désaccord. Le matelas idéal doit pouvoir accompagner les mouvements et les courbures du corps sans créer d'hyperpression au niveau des points d'appui. Donc ne pas confondre fermeté avec dureté. Si on résume, ni trop mou, ni trop dur. Prenez votre temps pour choisir votre matelas.
Les oreillers, un autre sujet qui a aussi son importance ! Pas besoin de les empiler les uns sur les autres. N'en prenez pas un trop gros. La courbure cervicale doit être respectée. Il suffit que le creux de la nuque soit comblé. Concernant les oreillers ergonomiques, vous pouvez toujours essayer, mais ils ne conviennent pas à tout le monde et coûtent souvent bien trop cher.

Un point important à aborder : celui de l'invasion de notre petit cocon par des écrans lumineux de toutes tailles, portables, ordi, tablettes… faites la chasse à tout ça ; préférez la lecture, bien plus reposante et calmante, avant de vous endormir : elle favorisera la sécrétion de la mélatonine, l'hormone du sommeil. Cette dernière est considérée comme l'hormone centrale de régulation de nos rythmes chronobiologiques. En effet, la lumière bleue émise par les écrans perturbe la bonne production de cette hormone clé. Le manque de sommeil nuit à notre santé, favorisant le stress et diminuant notre immunité. Il est donc très important de veiller à respecter ses besoins en sommeil.

Les indispensables de Léon pour son dos

Voici les exercices indispensables à réaliser pour votre dos, le plus souvent possible et le plus régulièrement.

1 - **La bascule du bassin**. À quatre pattes, pour amener le bassin en antéversion, on creuse le bas du dos ; et pour l'amener en rétroversion, on arrondit le bas du dos. Donc alternez dos rond/dos creux. Associez la respiration : inspirez et creusez le bas du dos, puis expirez et arrondissez, et rapprochez le nombril de vos lombaires. Vous pouvez sentir la contraction des abdominaux.

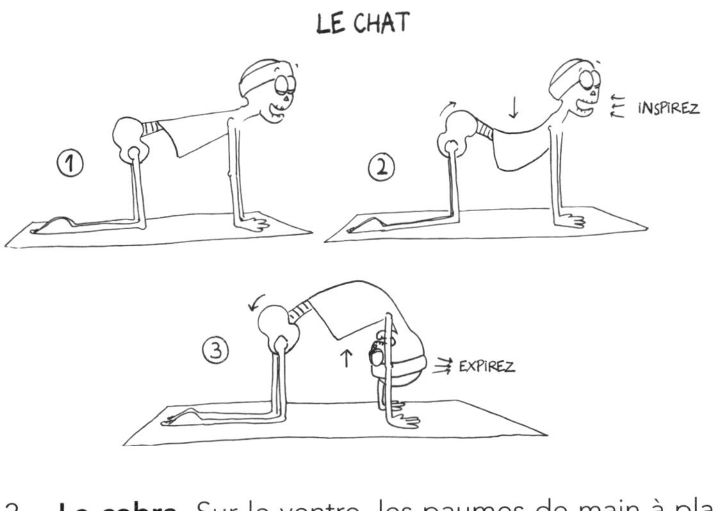

2 - **Le cobra.** Sur le ventre, les paumes de main à plat sous les épaules, décollez la tête et le haut du corps,

sans décoller le bassin. Maintenez la position minimum 3 secondes en haut et recommencez 10 fois. Comme une sorte de pompage. Cela permet d'assouplir votre dos et en même temps de renforcer vos bras. Le cobra consiste à décoller le haut du corps et les mains (eh oui, les cobras n'ont pas de bras…). Vous tenez alors à la force des muscles du haut du dos, très bon pour renforcer votre musculature. Tenir 10 secondes et le répéter 5 fois. Gardez bien les coudes collés au corps et les épaules loin des oreilles. N'oubliez pas de sourire !

Dans tous ces exercices en extension pour votre dos, pensez à préserver vos cervicales en gardant le regard à l'horizontale. Veillez à garder au maximum les pieds sur le sol.

LE COBRA

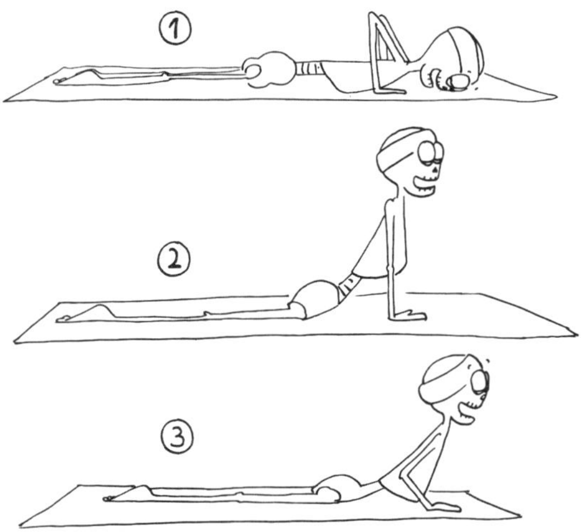

3 - **Le pont fessier**. Allongé sur le dos, les jambes repliées, décollez vos fesses et essayez d'amener le bassin plus haut que votre nombril. Cet exercice permet de soulager les vertèbres et de renforcer les fessiers, l'arrière

des cuisses. Pour redescendre, déroulez le dos vertèbre par vertèbre sur une expiration pour reposer le sacrum et le coccyx en dernier.

LE PONT FESSIER

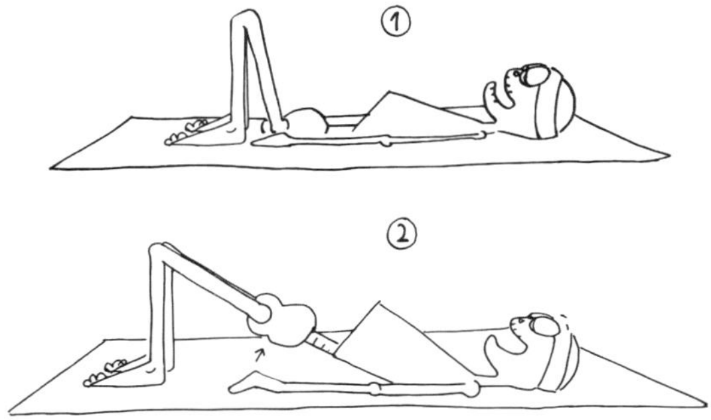

4 - Et un peu de **gainage** pour faire rentrer la brioche. Vous êtes en appui sur les avant-bras et sur les orteils. Veillez à être bien droit comme une planche. Dans cette posture, vous sollicitez toute votre musculature sans vous faire mal, enfin, on se comprend… Essayez de tenir la position minimum 30 secondes et répétez l'exercice 3 fois. Et n'oubliez pas de respirer ! Dans cette posture, ne restez pas en apnée.

LE GAINAGE

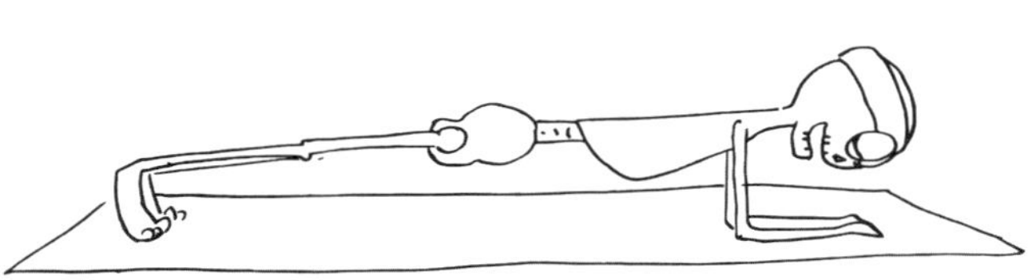

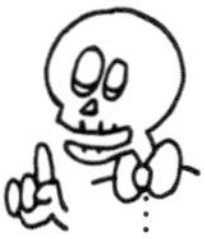

Concernant la respiration pendant les différents exercices, retenez simplement que quand vous faites un mouvement de flexion, donc d'enroulement, il faut expirer. Et quand vous allez vers l'extension ou l'ouverture, il faut inspirer.

Dans votre quotidien professionnel, si vous êtes la plupart du temps en position assise derrière un bureau, prenez le temps de vous lever, de vous étirer. Étirez les bras vers le haut et l'arrière, puis joignez les mains dans le bas du dos, ouvrez la poitrine à l'avant. Les mains dans le bas du dos de chaque côté du sacrum, penchez-vous vers l'arrière (cela correspond aux extensions de la méthode McKenzie), veillez à garder la colonne cervicale dans l'axe, c'est-à-dire le menton rentré pour ne pas blesser cette zone. Répétez cela autant que possible ! Environ toutes les deux heures, à répéter dix fois. Bien sûr, n'oubliez pas les étirements des membres inférieurs, indispensables pour préserver la bonne mobilité du bassin et du bas du dos.

ARTICULEZ MIEUX !

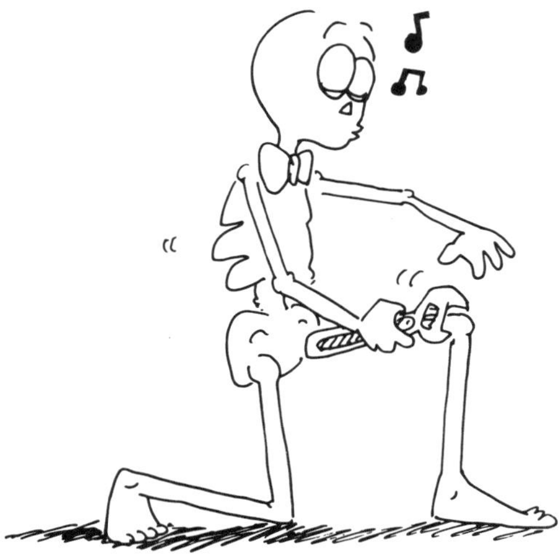

Notre squelette est une extraordinaire machinerie : les os sont reliés entre eux par des articulations. Ce sont les jointures de notre corps. Sans elles, notre squelette serait un tas d'os incapable de se mouvoir. C'est un système bien huilé, mais qui à l'approche de la cinquantaine commence à se gripper. L'arrivée du demi-siècle se conjugue souvent avec des raideurs, des douleurs. Certains patients me disent : « Tout fout le camp ! » Je leur réponds : « Il faut vieillir pour mourir jeune. » Et surtout prendre conscience que sous votre peau il y a toute une mécanique qui demande à être entretenue, comme une voiture de collection qu'il faut chouchouter. Parlons un peu mécanique avec les 400 articulations, pas moins, qui composent notre squelette. Nous allons les examiner de près.

Un peu de mécanique

Nos os n'ont pas tous la même forme, ce serait trop facile sinon. Il faut se dire que, si nous sommes conçus ainsi, c'est qu'il y a une raison. La forme des extrémités osseuses est à chaque fois différente, ce qui donne des articulations avec une mobilité particulière. Par exemple, l'épaule fonctionne comme une rotule (un rond qui glisse dans un creux), ce qui permet des mouvements dans presque tous les sens. Le point faible : elle peut se luxer, se déboîter plus facilement que le coude, par exemple. Si on prend l'exemple de la cheville, elle s'assemble comme une charnière et fonctionne comme un levier. L'articulation ne permet que les mouvements dans un seul plan, fléchir ou tendre. Résultat, si une force la contraint à faire des mouvements latéraux, c'est la foulure, voire l'entorse !

Les bricoleurs vont retrouver quelques termes qui leur sont familiers. En effet, on a une mécanique bien huilée. Comment nos os peuvent-ils s'emboîter ?

1. Des **articulations en selle** : les os bougent d'avant en arrière et sur les côtés. Il s'agit par exemple de l'articulation du pouce.

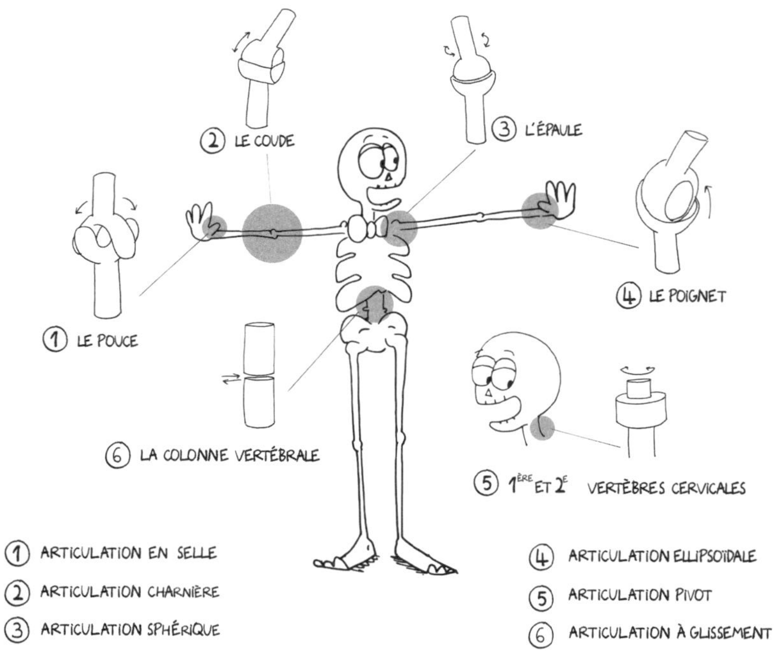

2. Des **articulations charnières** (on parle d'articulation trochléenne dans le jargon médical) : un élément en forme de cylindre vient s'articuler dans un logement concave – c'est le cas du genou, de la cheville, du coude, des articulations entre les phalanges de nos doigts. Permettant un mouvement majeur en flexion et extension. Il faut savoir que toutes nos articulations ont des mouvements majeurs et des mouvements mineurs. Prenons l'exemple du genou : il se plie et se tend si tout va bien, mais il a aussi des mouvements mineurs en latéralité et en rotation.
3. Des **articulations sphériques** : ce sont les plus connues. Il s'agit par exemple de l'épaule ou de la hanche ; un élément rond en forme de boule vient s'articuler dans un logement concave. Permettant ainsi une large panoplie de mouvements. L'épaule étant l'articulation la plus mobile de notre corps.
4. Des **articulations ellipsoïdales** : le poignet par exemple ; il se plie, se tend (flexion/extension), s'incline sur les côtés (latéralité), mais ne tourne pas sur lui-même (rotation), à l'inverse de l'épaule par exemple.
5. Des **articulations à pivot** : c'est l'articulation entre la première et la deuxième vertèbre cervicale, un élément en forme d'arche vient s'articuler autour d'un élément en forme de cheville, permettant un mouvement en rotation.
6. Des **articulations à glissement, coulissantes** : c'est le cas des vertèbres, surfaces articulaires planes qui glissent l'une sur l'autre ; entre chacune d'elles, on retrouve le disque qui joue son rôle d'airbag surfeur.

Est-ce tout ? Non, il ne faut pas oublier : **les sutures crâniennes**, qui sont des articulations immobiles, fibreuses.

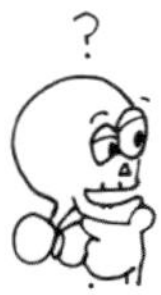

Un problème dentaire peut-il affecter mes articulations ?

On attend bien souvent trop longtemps pour aller chez le dentiste ; c'est une erreur, car la cavité buccale est une zone de notre corps qu'il ne faut pas négliger. En effet, si vous pouvez manger, mâcher, parler, chanter fort comme un soprano… c'est grâce à deux articulations très importantes que l'on appelle les ATM (articulations temporo-mandibulaires). Elles sont situées juste en avant de nos oreilles. Faites le test, mettez vos doigts de chaque côté et ouvrez et fermez la bouche : vous allez sentir vos ATM. Des muscles puissants permettent de les mobiliser. Elles ont une particularité : elles sont dotées d'un ménisque, comme le genou. L'important est que ces deux articulations soient équilibrées. Donc si vous avez un problème dentaire, une mauvaise occlusion, si vous grincez des dents la nuit (bruxisme), cela peut entraîner des contraintes sur ces articulations qui à la longue se répercuteront sur les alentours, c'est-à-dire au niveau des épaules, des cervicales, des omoplates, et même jusqu'à la tête, en provoquant des céphalées. De plus, il ne faut pas oublier que des dents non soignées sont des portes d'entrée pour des foyers infectieux, entraînant un risque plus important de tendinopathies.

Les articulations sont protégées par une enveloppe qu'on appelle la capsule, qui contient une sorte de lubrifiant, la synovie ou liquide synovial, de consistance filante comme du blanc d'œuf. Le cartilage, un tissu qui vient coiffer l'os, est là pour que les os puissent glisser sans frottement ; et en plus il absorbe les chocs. Donc nos cartilages nous permettent de nous déplacer sans difficultés et sans douleur. Mais bon, comme vous le savez, ce cartilage peut s'user… Nous verrons plus loin ce qui se passe dans ce cas-là.

Nos articulations sont aussi protégées par les tissus alentour, pour éviter que l'articulation ne se déboîte, autrement dit que les os partent chacun de leur côté. Ceux-là sont reliés entre eux par des ligaments, qui jouent le rôle de haubans, comme sur un bateau ! Les ligaments, les tendons et les muscles maintiennent les différents os et permettent le mouvement. Donc, pour préserver nos articulations, il faut prendre soin de tous les personnages concernés : c'est-à-dire os, ligaments, tendons, muscles, ménisques.

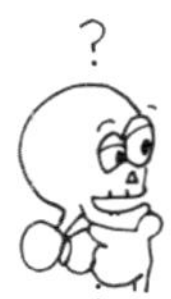

Pourquoi nos articulations craquent-elles ?

Certaines personnes font facilement craquer leurs doigts, ou même beaucoup me disent : « J'ai le cou qui craque. » Et vous êtes nombreux à nous poser la question : « Mais est-ce que cela va entraîner de l'arthrose ? » Les causes de l'arthrose sont tout autres. Mais d'où vient ce craquement, alors ? Le liquide synovial qui lubrifie nos articulations contient des gaz dissous. Si l'articulation est étirée, la capsule s'étire également, créant un vide sous la variation de pression. Le gaz se ramasse alors en bulle, qui éclate en produisant un craquement.

C'est bon de craquer parfois, n'est-ce pas, Léon ?

Sur les genoux ?

Maintenant que vous êtes des pros de la mécanique articulaire, nous allons nous intéresser à une articulation en particulier, car pour que les os s'emboîtent et se maintiennent les uns en face des autres, sans frottement

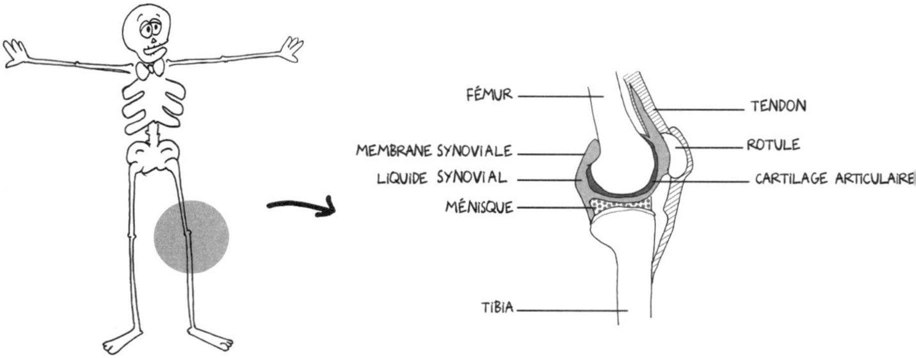

intense, d'autres protagonistes ont leur rôle de stabilisateurs, de lubrificateurs et d'informateurs… Pour visualiser le mécanisme complexe d'une articulation, le meilleur exemple est sans doute celui du genou, qui est l'articulation entre notre fémur et notre tibia ; avec le petit os à l'avant, la rotule. Vous pouvez visualiser la membrane et le liquide synovial, ainsi que les ménisques.

Les ligaments, de vrais haubans

Un ligament est une bande de tissu (on dit tissu conjonctif fibreux) très solide, élastique, qui relie les os entre eux au sein d'une articulation. Il agit comme maintien au niveau de l'articulation, permet que les os bougent et évite en même temps les déplacements excessifs comme les luxations, qui sont le stade supérieur de l'entorse. Par exemple pour l'épaule, il faut imaginer la tête de l'humérus qui sort de son logement. En gros, comme une porte qui sort de ses gonds ! Puis il y a les entorses, bénignes lorsque les fibres du ligament sont simplement étirées. Et plus graves en cas de rupture ; ce ne sera pas la même histoire au niveau de la cicatrisation, qui va prendre six semaines.

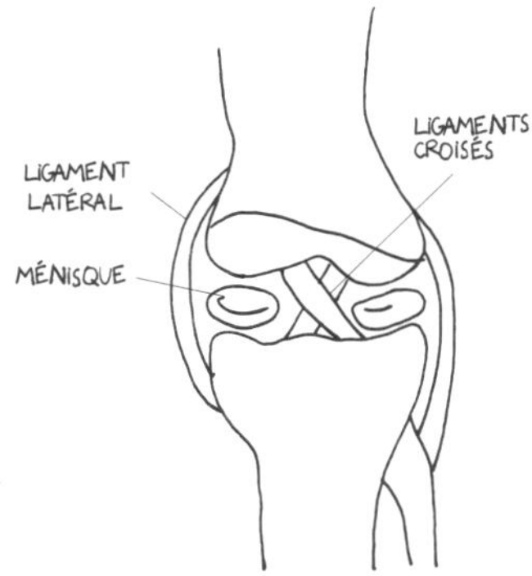

Au niveau du genou, retenez que vous avez un ligament de chaque côté : on les appelle LLI (ligament latéral interne) et LLE (ligament latéral externe) ; mais aussi les fameux ligaments croisés qui sont bien connus des sportifs, notamment les skieurs. Ces ligaments croisés viennent en renfort des deux ligaments précédents. Ils sont situés à l'intérieur de l'articulation et permettent son maintien dans les mouvements de pivot du genou.

Les ménisques : De vrais amortisseurs

Encore une fois, la nature est bien faite, elle a ingénieusement placé au centre du genou de Léon deux coussinets amortisseurs, en forme de croissants : les ménisques. Situés entre le fémur et le tibia, il s'agit de deux galettes de cartilage élastique. C'est un cartilage « caoutchouteux », indépendant du cartilage qui recouvre l'os dans l'articulation. Les ménisques ont pour rôle d'absorber les chocs lorsqu'on marche. Par ailleurs, ils répartissent le liquide articulaire. Et contribuent à la mobilité harmonieuse du genou.

Les ménisques ont donc un rôle important dans le genou. Leur lésion est fréquente et doit être réparée. Un mauvais mouvement peut suffire, et c'est la fissure – on parle de lésions méniscales.

Jadis, les chirurgiens ouvraient le genou et enlevaient les ménisques. Cette époque est révolue ! Grâce à la microchirurgie, on peut désormais stopper une déchirure méniscale par une intervention rapide, l'arthroscopie.

Vos genoux commencent à grincer et vous avez peur de vous accroupir. C'est peut-être que vos ménisques sont en état d'usure. Quand le ménisque s'abîme, le genou devient plus vulnérable aux pressions.

La lésion la plus fréquente est celle du ménisque interne. Il peut se déchirer lors d'un accident sportif (en jouant au football par exemple). Mais il peut s'abîmer aussi lors d'une position à genoux prolongée, lors d'une position en tailleur (position de « lotus » en yoga), lors d'un faux mouvement en se relevant d'une position accroupie, ou sans choc notable sur un genou déjà arthrosique ou sur un ménisque déjà usé. Le ménisque interne peut parfois se déchirer et se retourner dans l'articulation, telle l'anse d'un seau, et vient bloquer le genou. C'est le blocage méniscal.

Le principal problème d'une fissure du ménisque est qu'elle ne cicatrise jamais. Contrairement à la peau, qui se régénère grâce aux vaisseaux sanguins qui la traversent, le ménisque n'est pas vascularisé. Il ne cicatrise donc pas. La simple palpation de la zone fissurée déclenche une gêne, une douleur ou même un cri (le « cri du ménisque » !). Il faut d'emblée songer à ce diagnostic, qui sera confirmé par une IRM (imagerie par résonance magnétique). De même, la simple radio osseuse ne montre rien, car elle ne montre pas les ménisques, seulement nos os !

Pour autant, ce n'est pas une urgence chirurgicale. Une lésion méniscale simple doit être traitée rapidement, mais pas en urgence. Seul le blocage méniscal justifie une intervention encore plus rapide. Ce blocage intervient lorsqu'un fragment de ménisque déchiré vient se coincer entre les os et coince l'articulation. La plupart du temps, le traitement d'une telle lésion consiste à enlever le petit bout de ménisque déchiré par une arthroscopie. C'est la méniscectomie partielle. On vit très bien avec un petit bout de ménisque en moins.

On se remet d'autant plus rapidement de la méniscectomie qu'on est jeune et sportif. Cela signifie que plus les années passent et plus il faut être patient. Le risque d'arthrose à long terme existe par ailleurs, toute lésion articulaire laissant forcément des traces.

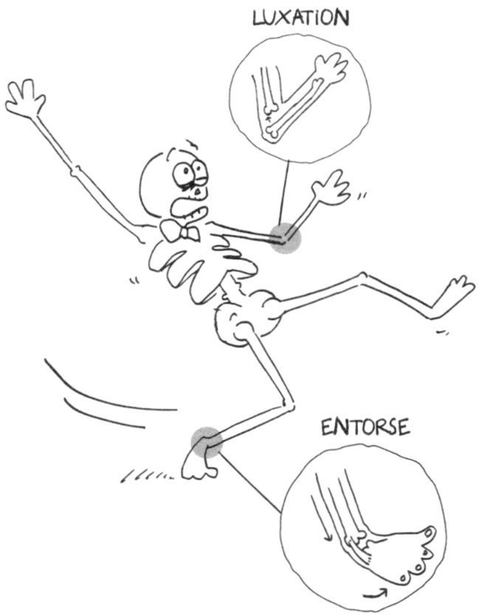

Entorse

Vous marchez dans la rue sans vraiment regarder où vous mettez les pieds, et là, c'est l'entorse. Votre articulation et les structures qui la composent subissent un étirement anormal. Cela peut aller jusqu'à la déchirure des ligaments qui relient les os entre eux. Vous relevez votre pantalon pour voir ce qu'il en est et vous pouvez parfois constater la formation d'un joli « œuf de pigeon », dû au saignement des structures qui ont été lésées. À la suite d'un choc violent, il arrive même que les os se déboîtent. C'est la luxation et ça fait mal. En général, une anesthésie est nécessaire pour tout remettre en place.

En pratique, comment se passe la rééducation ? Que faut-il faire ? Sachez qu'une entorse de cheville mal soignée, ce n'est pas terrible pour la suite.

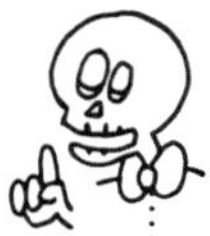

Les bons réflexes à avoir après un traumatisme comme une entorse, c'est la mise en place du protocole GREC, c'est-à-dire glace, repos, élévation, compression. Puis consultez votre médecin pour qu'il vous prescrive une attelle permettant d'immobiliser votre cheville et si nécessaire faites les examens appropriés. Pensez aussi au petit plus comme les granules d'arnica en homéopathie. Après avoir passé la phase aiguë, vous pourrez entamer vos séances de kinésithérapie pour drainer l'œdème et retrouver la mobilité.

N'hésitez pas à retenir ces quelques exercices indispensables, que nous appelons en kinésithérapie les exercices de proprioception. C'est à ce moment-là que Léon se transforme en circassien !

Effectivement, les exercices indispensables à réaliser après une entorse de cheville sont des exercices d'équilibre pour restimuler les capteurs présents tout autour de l'articulation, dans les ligaments, qui informent notre cerveau de la position de notre corps et mettent en place les contractions musculaires nécessaires pour éviter que l'articulation ne soit lésée, rendant ainsi plus forts les muscles qui protègent l'articulation.

Pour ceux qui sont déjà passés par là, on va retrouver tous les exercices en appui sur un seul pied, les yeux ouverts puis les yeux fermés. Ensuite on passera aux équilibres sur plan instable, comme une mousse ou un plateau avec une boule en dessous que nous autres kinésithérapeutes nommons plateau de Freeman.

Retenez aussi qu'il est important de marcher pieds nus, pour restimuler votre voûte plantaire, qui informe aussi nos centres supérieurs sur la position de notre corps dans l'espace. Bougez les orteils, mettez les doigts de pied en éventail, massez vos pieds. Retrouvez la liberté du mouvement.

Vous pouvez réaliser de manière simple ces exercices de proprioception, par exemple dans le métro en vous mettant en appui sur un seul pied, quand vous vous brossez les dents... Bon, c'est vrai, les hommes ne sont pas doués pour faire deux choses à la fois, et c'est quand même plus bénéfique de faire les choses en pleine conscience, mais pourquoi pas essayer !

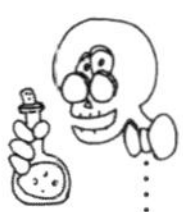

La trousse aroma de Léon pour les entorses

Le bon réflexe du protocole GREC le plus vite possible après le traumatisme : pensez à vous procurer un pack de gel que vous glisserez dans votre congélateur au cas où.

Un des remèdes de grand-mère assez curieux consiste à appliquer une feuille de chou en cataplasme et de laisser poser plusieurs heures. Mais bonjour les odeurs... Vous pouvez aussi opter pour des frictions à base d'huile de massage à l'arnica en incorporant deux gouttes d'huile essentielle de gaulthérie. L'huile essentielle d'hélichryse italienne est aussi utilisée pour ses bienfaits au niveau circulatoire. Je vous assure, pour les avoir testées, ces

huiles essentielles sont miraculeuses. L'huile de camomille relaxante est intéressante, car elle apaise l'inflammation. Puis, un cataplasme que j'aime bien utiliser avec mes patients est celui à l'argile verte.
Et si jamais vous êtes en pleine montagne, où la pharmacie la plus proche se trouve à plus d'un jour de marche, il ne vous reste plus qu'à trouver un refuge avec des guides de montagne, ils auront forcément un peu d'eau-de-vie maison ! Vous pourrez ainsi envelopper votre cheville dans un tissu imbibé de la bonne eau-de-vie ; sans trop serrer la cheville pour ne pas faire un garrot tout de même.

Huilez votre mécanique

Les douleurs articulaires sont l'un des problèmes de santé les plus répandus. En vieillissant, les cartilages s'usent, ce qui conduit à l'arthrose. Comme on ne sait pas bien réparer les cartilages, et que peu de traitements sont efficaces, il vaut mieux les préserver et développer des stratégies pour éviter que nos articulations ne souffrent trop.

Après un accident de sport ou tout autre traumatisme, les articulations sont fragilisées, et votre médecin vous prescrit souvent des séances de kinésithérapie. L'objectif est de renforcer les articulations en retrouvant une bonne mobilité. Chaque articulation est maintenue par des groupes musculaires de part et d'autre qui lui permettent de rester en place. Et si ces muscles sont forts et souples à la fois, l'articulation sera protégée. Souplesse, musculation, positionnement, endurance… la rééducation ne s'arrête pas au cabinet du kiné, vous vous en doutez bien. On préconise une activité douce, comme la marche, le vélo, la natation. Les mouvements doux et de petite amplitude sont très bénéfiques pour nos articulations. Ils permettent de faire circuler le liquide synovial et ainsi de bien huiler nos articulations.

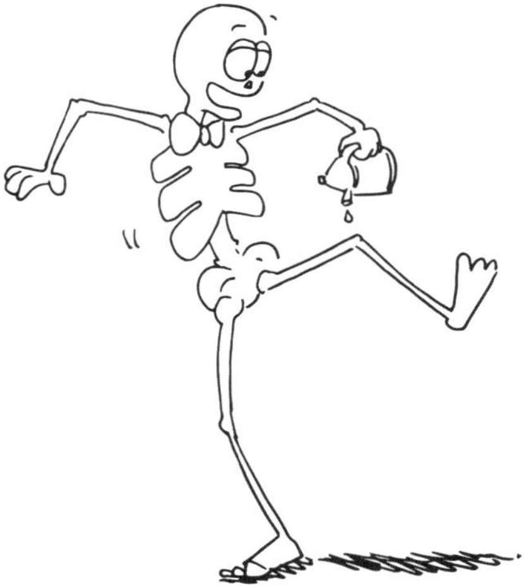

La gym douce, le stretching postural, etc., sont bien évidemment conseillés. Vous vous doutez bien que je ne vais pas vous dire de vous mettre à l'haltérophilie ou au rugby pour prendre soin de vos articulations.

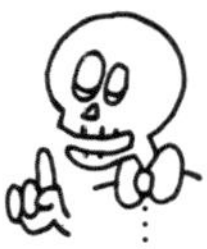

Les Bienfaits Du Yoga Pour vos jointures

Le yoga est aussi un outil indispensable pour vos articulations, les rendant souples et fortes à la fois. Par le bon positionnement dans les postures, la prise de conscience du bon alignement de votre corps… Petit à petit, vous arrivez à corriger vos compensations, qui souvent mettent l'articulation sous pression, et vous vous libérez ainsi de vos douleurs. Vous retrouvez la mobilité et l'aisance dans tout votre corps. Alors pourquoi s'en priver ?

À vous de trouver l'activité qui vous convient et vous fait plaisir !

« La vieillesse, c'est quand on commence à dire : jamais je ne me suis senti aussi jeune », Jules Renard.

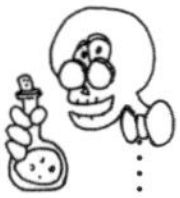

La trousse aroma de Léon pour vos articulations

Reine des prés, prêle, ortie, cassis. L'herboriste de votre quartier peut vous concocter un mélange de différentes plantes que vous pourrez boire en infusion.
Petit remède de grand-mère pour conserver flexibilité-souplesse-jeunesse articulaire : la cure de silice organique, que l'on trouve en flacon en magasin bio ou en parapharmacie.

Pour huiler votre mécanique, chaque jour reportez-vous page 158. Vous trouverez un enchaînement de mise en route de tout votre squelette, Léon va vous montrer comment faire.

ET LES MUSCLES DANS TOUT ÇA ?

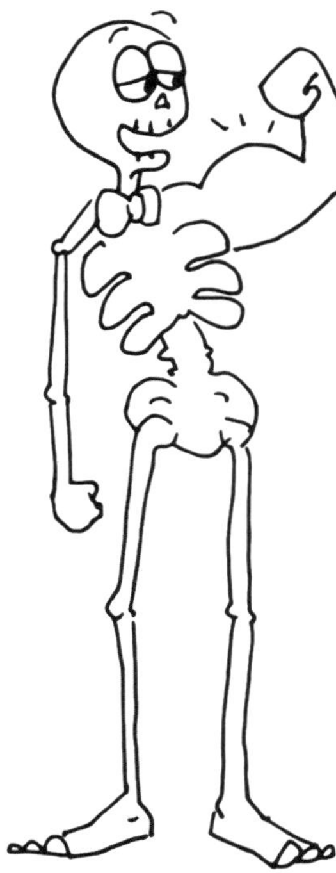

Léon nous montre ses biscotos

Alors, Léon, elles sont passées où, tes tablettes de chocolat ?

Les muscles ne servent pas qu'à faire l'intéressant l'été sur la plage, non ! Ils permettent d'exécuter des mouvements, de soulever des charges et, plus élémentaire encore, certains d'entre eux permettent de tenir le squelette. Sans eux, comme toute chose soumise à la gravité, celui-ci s'effondrerait au sol comme un vulgaire tas d'os ! Normal, pour un squelette !

On compte plus de 600 muscles, 607 pour être très précis ! Au total, cela représente environ 40 % de notre poids.

On peut considérer qu'il existe deux grandes familles de muscles.

Les muscles qui servent à lever la jambe, à se déplacer, à tourner, à sauter… bref, ce sont les muscles de mouvement. Et il existe également des muscles qui servent essentiellement à tenir debout ; ce sont les muscles dits posturaux. Et bien sûr, il ne faut pas oublier notre muscle cardiaque, qui se contracte spontanément, sans action volontaire de notre part.

Évidemment, nous n'avons pas conscience de la tâche qu'ils accomplissent, et pourtant c'est un travail de chaque instant. Par exemple, le crâne, sans les muscles posturaux, basculerait vers l'avant. Heureusement, grâce à ces muscles, la tête reste bien droite, ce qui nous évite de regarder nos pieds en permanence et de piquer du nez !

Le muscle le plus volumineux et le plus puissant est le grand fessier, qui permet d'amener la jambe en arrière, donc de faire une extension de la hanche. Et le plus petit, c'est le muscle stapédien, qui permet d'actionner l'étrier, un petit os situé dans l'oreille moyenne – rappelez-vous, nous l'avons vu au début du livre.

Les muscles se prolongent par un tendon qui s'attache à l'os. Il y a un tendon à chaque extrémité du muscle. Attention à ne pas confondre avec les ligaments !

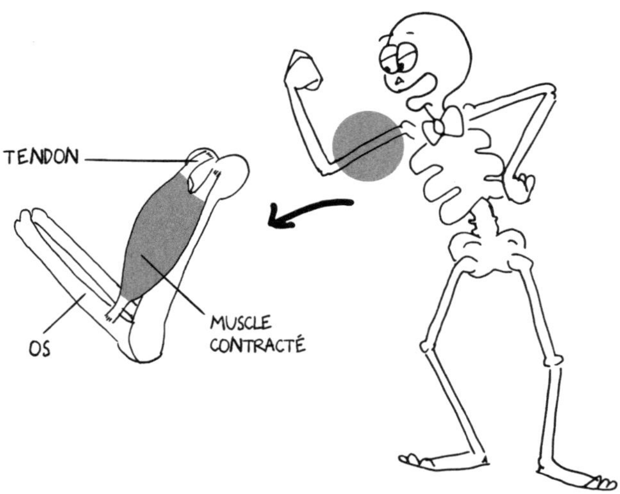

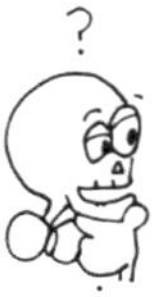

Quelle est la différence entre tendons et ligaments ?

Ces petites bandelettes-là ne jouent pas du tout le même rôle dans notre corps. Les tendons relient les muscles aux os. Plus précisément, ils constituent la partie terminale du muscle, celle qui va s'insérer sur le squelette. Les tendons jouent donc un rôle majeur dans la contraction des muscles, dont ils vont relayer la force afin de mobiliser les pièces osseuses. Ils sont faits de fibres de collagène, ce qui leur donne une très grande élasticité et résistance. Les ligaments relient les os entre eux et servent de stabilisateurs articulaires. Ils ne sont pas très élastiques, mais très résistants. Dans le genou, tout à l'heure, nous leur avons donné le rôle de haubans. Les ligaments limitent les mouvements pour garder une bonne amplitude articulaire. Ligaments et tendons sont mis à rude épreuve. Ils peuvent se déchirer en cas d'étirement articulaire trop important, comme lors d'une entorse ou d'une luxation. Les tendons peuvent être eux aussi victimes de traumatismes, vous vous en doutez bien ! Cela peut aller de la simple tendinite (inflammation du tendon) jusqu'à la rupture complète.

À quoi ressemble un muscle ?

Le muscle se présente sous la forme d'un sac à plusieurs compartiments ou plusieurs faisceaux. Chaque compartiment renferme des cellules : les cellules musculaires, les plus longues de notre organisme ; on parle aussi de fibres. Et chaque fibre contient plusieurs fibrilles.

Bon alors, on le vide, ce sac ? Avec souplesse, bien entendu !

Chaque fibrille est composée de petits filaments d'actine et de myosine qui se chevauchent, c'est à ce niveau

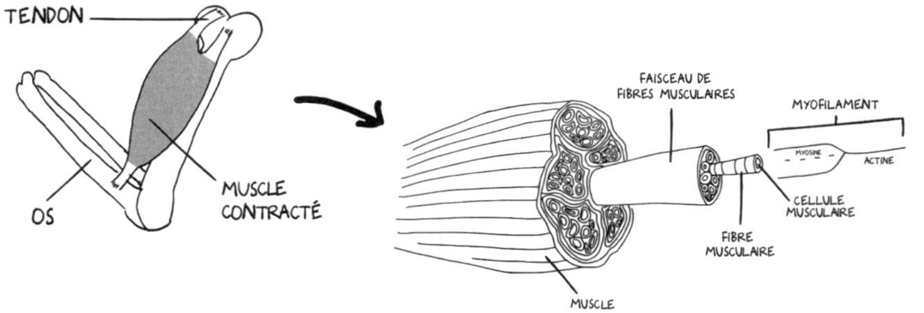

que le muscle travaille. Ces filaments emboîtés glissent les uns sur les autres durant la contraction musculaire.

C'est le cerveau qui décide quand un muscle se contracte. Parfois sans qu'on s'en rende compte ! Quand il s'agit de se tenir droit toute la journée par exemple. Et d'autres fois, nous en sommes parfaitement conscients, quand nous décidons de monter sur la pointe des pieds pour imiter une danseuse étoile, n'est-ce pas, Léon ?

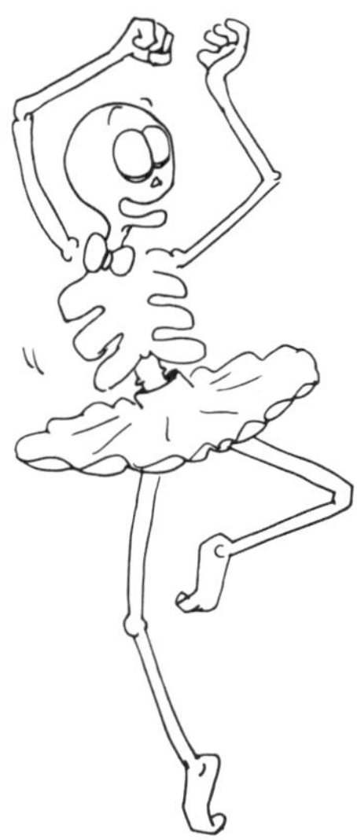

L'information part du cerveau et arrive à l'extrémité des terminaisons nerveuses situées au niveau de chaque fibre contenue dans le muscle. En fait, il s'agit d'un signal électrique. Sous l'impulsion, le muscle se contracte. Concrètement, les brins d'actine coulissent autour des brins de myosine. Et ce sur toute la longueur des filaments contenus dans les fibres. Au final, les fibres rétrécissent ; les muscles également, qui gagnent en volume par la même occasion.

Pour se contracter, il faut savoir que les muscles ont besoin d'énergie, appelée ATP (adénosine triphosphate pour être plus précis). L'ATP est l'énergie de la cellule.

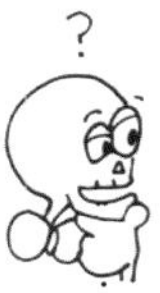

Peut-on faire du muscle à tout âge ?

Je dois vous rappeler que nous commençons à perdre en muscles à partir de 25 ans : environ 1 % de sa masse musculaire par an. Puis, avec l'âge, nos muscles se transforment : les fibres rapides deviennent des fibres lentes, ce qui veut dire que nous perdons en vitesse et en explosivité, mais gagnons en endurance. Et beaucoup pensent qu'il n'y a rien à faire, que tout est foutu ! Mais non, si on fait une gymnastique assidue deux à trois fois par semaine, on arrive à produire 1,2 % de muscle par an. Donc on est gagnant ! On peut donc faire du muscle à tout âge.

Toutes les fibres se contractent de la même façon, mais il en existe deux types différents. Pour sauter, on a besoin de fibres rapides qui se contractent vite et sont peu endurantes. Pour tenir un effort prolongé, comme la course à pied, on utilise des fibres lentes, plus endurantes et se contractant plus lentement.

Chaque muscle contient les deux types de fibres, lentes et rapides. Il s'adapte à l'effort demandé ; elle est pas belle, la vie ?

Mais parfois il arrive que l'effort demandé ne soit pas adéquat avec les capacités du jour, et là, c'est la blessure, les fibres musculaires peuvent être lésées, cela va de la simple élongation à la déchirure. Il est donc important de se préparer à l'effort musculaire.

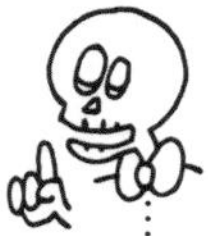

Avant l'effort, il faut s'échauffer !

L'échauffement permet d'augmenter la température interne des muscles. Les fibres musculaires deviennent plus élastiques et plus réactives. Pendant l'effort, elles répondront plus rapidement aux ordres du cerveau et surtout elles se contracteront plus vite et plus fort sans risquer de se blesser.

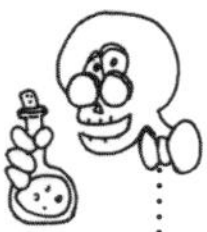

La trousse aroma de Léon quand il fait du sport

Huile essentielle (HE) d'estragon contre les crampes musculaires ; HE d'eucalyptus citronné pour les tendinites ; HE de gaulthérie couchée pour une douleur locale au genou, au pied, à l'épaule… ; HE d'hélichryse italienne pour tous les hématomes, entorse ; HE de menthe poivrée, antidouleur général, qui éloigne la fatigue et la migraine en plus.

Pour utiliser les huiles essentielles, veiller à choisir une huile de massage neutre et à verser 2-3 gouttes de l'huile essentielle concernée. Par exemple, l'huile de massage Weleda® à l'arnica est une très bonne huile de massage que j'utilise tous les jours au cabinet.

L'homéopathie est aussi une alternative intéressante. Après un coup ou des sensations douloureuses, l'arnica en granules peut vous soulager. Rhus toxicodendron, en homéopathie toujours, est très intéressant en cas d'inflammation, de douleurs rhumatismales, d'arthrite, de sciatalgies, de tendinites. Pour la dilution et la posologie, demandez conseil à votre médecin ou à votre pharmacien.

Oups, ça coince

Il existe différents types de blessures musculaires, de stade plus ou moins avancé. Cela peut aller de la simple contusion jusqu'à la déchirure totale des fibres du muscle.

Contusion

C'est la conséquence d'un traumatisme direct sur un muscle en phase de contraction le plus souvent ou au repos. Elle se manifeste par une douleur localisée au point d'impact, par un gonflement et parfois une ecchymose (hématome ou épanchement de sang sous la peau consécutif à une rupture des vaisseaux, ce que nous appelons familièrement « bleu »). Au handball, que j'ai pratiqué pendant longtemps, on appelle ça une béquille.

Élongation

C'est le premier stade de lésion musculaire. Elle correspond à un allongement excessif du muscle. L'élongation survient durant une sollicitation excessive du muscle ou à la suite d'une contraction trop forte. Quelques fibres sont étirées et se rompent. Il s'agit donc d'une déchirure très limitée, voire « microscopique ». L'élongation se manifeste par une douleur d'effort n'entraînant ni boiterie ni hématome. Le blessé ressent une douleur aiguë, comme une piqûre, lors d'un démarrage par exemple ou sur un muscle mal échauffé ou fatigué. L'effort est encore possible, quoiqu'un peu douloureux.

Claquage

Le claquage correspond également à un mécanisme d'élongation dans lequel de nombreuses fibres ont été rompues et saignent. La douleur est vive, semblable à un coup de poignard dans le muscle. Une sensation de claquement est ressentie parfois, d'où le terme de claquage. À ce stade, l'activité sportive n'est plus possible. Même la marche est rendue difficile.

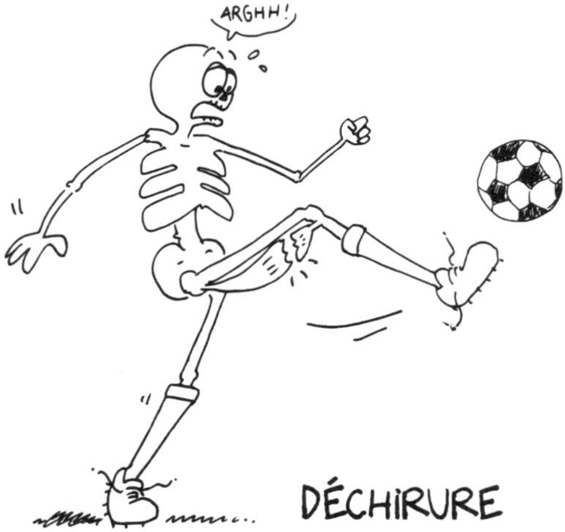

Déchirure

La déchirure musculaire s'apparente à une fracture du muscle, à l'instar d'une fracture osseuse. La douleur est telle qu'elle provoque parfois un malaise et une chute. L'appui sur le membre est très difficile et la poursuite de l'activité sportive est devenue impossible. Le saignement est important et un hématome ne tarde pas à apparaître.

En réalité, tous les intermédiaires sont possibles entre simple élongation, petit claquage et déchirure, et la classification exacte de la lésion musculaire peut être difficile à apprécier par le seul examen clinique. D'où l'intérêt de l'échographie et de l'IRM (imagerie par résonance magnétique), qui constituent des examens de choix lorsqu'il s'agit de faire un diagnostic précis ou la mesure de la lésion.

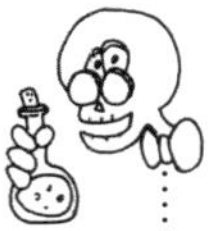

La trousse aroma de Léon pour les blessures musculaires

Dans tous les cas de blessures musculaires, le premier réflexe à avoir, c'est le protocole GREC (glace, repos, élévation, contention). Il est à mettre en place le plus tôt possible pour limiter les dégâts et faciliter la reprise.
Il faut appliquer rapidement une poche de glace, qui a un effet anti-inflammatoire et antidouleur durant minimum 20 minutes. Vous pouvez le répéter 3-4 fois par jour. Pour être encore plus efficace, la poche de glace doit épouser parfaitement la zone concernée. Pour cela, pensez toujours à avoir dans votre congélateur des petits pois, ou les poches de gel disponibles en pharmacie. Bien entendu, soyez vigilant, ne mettez pas la glace au contact direct de la peau au risque de vous brûler.
Le repos s'impose : restez tranquille, n'hésitez pas à prendre des béquilles pour vous déplacer.
L'élévation consiste à placer la zone traumatisée en décharge et surélevée par rapport au reste du corps. Cela est indispensable pour limiter le gonflement et la douleur. La compression de la zone traumatisée permet de limiter le saignement et de réduire le gonflement. Pour cela, vous pouvez utiliser une bande élastique – attention toutefois à ne pas trop serrer, au risque de faire un garrot.
Ce protocole est à répéter jusqu'à ce que vous soyez à nouveau sur pied. Votre corps et vos fibres musculaires ont besoin de temps pour cicatriser, cela peut aller d'une

dizaine de jours pour la simple élongation jusqu'à plusieurs mois pour une déchirure importante. Donc ne sau tez pas les étapes ! Et surtout ne reprenez jamais trop vite sans écouter votre corps. Si vous sentez comme un tiraillement à la reprise, c'est que votre muscle n'est pas totalement remis. Une blessure mal soignée engendrera souvent une blessure bien plus grave. Alors soyez patient.

Les crampes

Vous courez après votre bus, ou vous jouez au ballon avec votre enfant dans le jardin, vous essayez de monter sur la pointe des pieds pour attraper quelque chose en hauteur ou pour imiter une danseuse étoile et soudain vous êtes pris d'une douleur, une crispation involontaire vous saisit. Votre muscle devient douloureux et se fige, comme si vous ne pouviez plus rien contrôler. C'est la crampe ! Elle va durer quelques minutes au maximum et ça va passer. Mais qu'est-ce que c'est désagréable ! Pas mal d'entre nous ont déjà fait l'expérience douloureuse de la crampe nocturne qui vous réveille et vous fait tomber du lit.

Sa raison en est simple : quand le muscle est sollicité, il va produire des déchets toxiques qui ont tendance à stagner dans le bas du corps.

L'origine des crampes est relativement complexe et relève souvent de plusieurs facteurs combinés, qu'ils soient vasculaires (trouble de la circulation sanguine et vascularisation musculaire insuffisante pendant un court instant, lesquels peuvent être liés au froid) ou métaboliques (production en excès d'acide lactique) ; elles peuvent aussi être dues à une fatigue importante, trop de sport les derniers temps, un changement technique, un manque d'hydratation, une carence en minéraux (sodium, calcium, potassium, magnésium). Mais une crampe peut également apparaître à cause d'un problème diététique. Plus on verse dans la malbouffe, plus on risque d'accumuler des toxines dans les muscles.

Comment les éviter ? Excepté les cas où une pathologie est responsable des crampes, il n'existe pas de remède miracle pour stopper les crampes, qui disparaissent d'elles-mêmes assez vite. Le repos physique temporaire, en stoppant l'effort, et les étirements musculaires en sens inverse de la contraction involontaire, éventuellement associés à un massage du muscle, restent les meilleures manières d'apaiser ces contractions intempestives.

Enfin, il est possible de prévenir les risques de crampe grâce à un échauffement physique adapté à l'effort, une hydratation régulière, et une alimentation équilibrée.

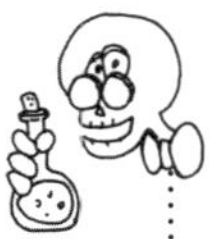

La trousse aroma de Léon pour les crampes

Prenez le temps de vous masser avec une huile de massage neutre en incorporant du baume du Tigre. N'hésitez pas à prendre des compléments alimentaires riches en oligoéléments ainsi que du magnésium et de la vitamine B6. Pratiquez régulièrement des étirements du groupe musculaire sujet aux crampes, cela permettra d'apporter une meilleure vascularisation au muscle. Les bains chauds sont réputés pour soulager les crampes. L'hydratation est aussi très importante : il ne faut pas hésiter à boire avant, pendant et après l'effort. Vous penserez également à vous échauffer. Le corps humain a des pouvoirs insoupçonnés, mais n'oubliez pas qu'il faut faire tourner un peu le moteur avant de rouler !

Les courbatures

Les courbatures, elles, surviennent en général le lendemain d'un effort inhabituel. Elles vont durer de 24 à 48 heures. Par exemple, la veille, vous avez retrouvé vos amis d'enfance, et vous vous êtes dit, tiens, si on faisait un petit foot comme au bon vieux temps... mais vous ne pratiquez plus cette activité depuis longtemps, puis vous ne vous êtes pas forcément échauffé... sauf par les deux verres de rosé que vous venez de siroter ! Eh bien, oui, votre corps va vous rappeler à l'ordre ! Et le lendemain vous vous réveillerez avec les muscles douloureux, comme si vous étiez grippé. Ce sont bien des courbatures. La prochaine fois, vous choisirez de faire une pétanque, c'est plus prudent.

Contrairement aux idées reçues, l'accumulation d'acide lactique (qui est produit pendant l'effort) dans les muscles n'est pas le principal responsable, car il est éliminé très rapidement après l'effort si on s'hydrate bien (environ une à deux heures), avec de l'eau bien sûr. Les douleurs qui persistent plusieurs jours sont dues à un effort trop intense par rapport aux mouvements habituels, qui a provoqué des microtraumatismes ou des micro-épanchements sanguins. En gros, ce sont de petits hématomes à l'intérieur de vos muscles que vous ressentez.

Comment les éviter ? Bien s'hydrater, s'échauffer et veiller à mesurer ses efforts avec progression. Puis pratiquer une activité de manière régulière est la clé pour ne pas avoir de courbatures.

Tendinites, périostites... tous ces mots qui nous irritent !

La tendinite est une inflammation des tendons qui permettent aux muscles d'être rattachés aux os. Cela peut affecter le poignet, le coude, la cheville, la cuisse, le genou, le talon ou encore l'épaule. Si vous ressentez une douleur quand vous mobilisez une de ces articulations, vous êtes peut-être concerné. C'est parce que vous avez sollicité votre tendon de manière excessive, soit en faisant du sport (c'est le cas le plus répandu), soit en bricolant. L'ennemi numéro 1 pour vos tendons est le mouvement répétitif. La tendinite survient dès qu'il existe un déséquilibre entre la capacité du tendon à résister à une traction et la force exercée par le muscle sur cette attache. Une inflammation se produit et parfois des microcalcifications entraînant des douleurs qui entraînent elles-mêmes des raideurs. Dans certains métiers, on est plus concerné qu'ailleurs (les musiciens ou les travailleurs à la chaîne). Cela fait partie des troubles musculo-squelettiques (TMS).

La première chose à faire, c'est de lever le pied. Enfin, façon de parler ! Il faut justement éviter de s'agiter et laisser les articulations au repos. Vous pouvez en profiter pour appliquer une poche de glace où vous avez mal. Cela permet d'atténuer la douleur et l'inflammation. Vous faites cela pendant une petite semaine, et normalement les choses devraient rentrer dans l'ordre. Si la douleur persiste, consultez ! Une tendinite qui n'est pas traitée peut se solder par une rupture du tendon. Et là, plus question de se soigner à coups d'antalgiques. Il faut parfois sortir le bistouri et passer sur le billard. Une intervention chirurgicale n'est jamais anodine.

Mais le meilleur moyen de ne pas souffrir d'une tendinite, c'est… d'éviter de l'avoir. Il est parfaitement possible de limiter les risques. Première chose, si vous faites du sport : échauffez-vous bien. L'échauffement ne doit jamais être bâclé, il faut lui consacrer une dizaine de minutes. Profitez-en pour sautiller, trottiner, vous étirer, faire des assouplissements. Vous enverrez un message clair à votre organisme et à vos muscles, en leur signifiant qu'ils doivent se préparer à l'effort.

Deuxième chose à faire : boire de l'eau. Il faut impérativement s'hydrater avant, pendant et après. Vos muscles se vengeront si vous oubliez. Ensuite, ne forcez pas. Si vous sentez la moindre douleur, n'insistez pas. N'imaginez jamais que vous allez soigner le mal par le mal : vous ne feriez qu'aggraver votre blessure. Enfin, choisissez bien vos chaussures et votre matériel. Un matériel non adapté est souvent la cause de ces pathologies.

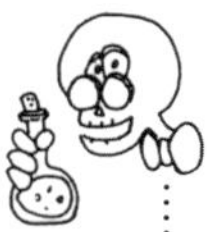

La trousse aroma de Léon pour les tendinites et les douleurs articulaires

Vous pouvez masser la région concernée avec une préparation à base d'huiles essentielles qui ont un effet contre la douleur, donc antalgique, mais aussi contre l'inflammation : menthe poivrée, eucalyptus citronné, lavande. Pensez aussi au curcuma qui a des propriétés anti-inflammatoires très intéressantes. Vous pouvez en saupoudrer sur toutes vos préparations. L'huile essentielle de gaulthérie, que nous avons déjà évoquée pour les entorses, est aussi très intéressante en ce qui concerne les pathologies inflammatoires, notamment les tendinopathies. Quelques gouttes mélangées à une huile végétale, et le tour est joué. Bien évidement, n'oubliez jamais qu'une des méthodes les plus efficaces contre l'inflammation et la douleur est de mettre de la glace sur la région concernée.

Et pour le torticolis ?

Il est régulièrement causé par une mauvaise position et une fatigue musculaire, mais s'associe très souvent à des contrariétés d'ordre émotionnel. Toujours douloureux au niveau du cou et descendant sur les épaules et les omoplates. Il engendre des douleurs musculaires, nerveuses, ligamentaires.

Si vous avez tout cela sous la main, vous pouvez hacher de l'origan, du thym et du romarin, cueillis frais, les chauffer à sec dans une casserole, les mettre dans un linge type mouchoir en tissu et les appliquer chauds sur le cou. Cela peut éviter de prendre des anti-inflammatoires, qui vont vous faire mal à l'estomac.

Dans tous les cas, pensez à prendre rendez-vous chez votre kiné afin de bénéficier de ses petits doigts de fée pour réconforter vos muscles.

Plus souple qu'un roseau

C'est évident, nous ne sommes pas tous égaux en matière de souplesse. Certains sont souples comme des élastiques et d'autres sont raides comme des piquets… Et vous êtes nombreux à me dire : « De toute façon, je suis super-raide, je n'ai jamais réussi à toucher mes

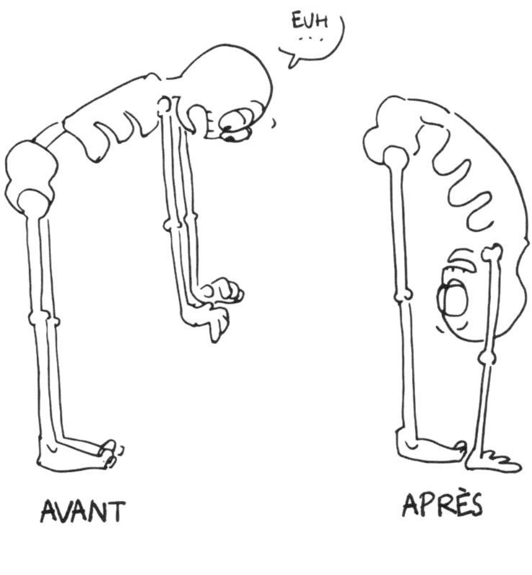

pieds. » Certes, il y a une composante génétique, avec l'âge on s'enraidit un peu, et les femmes sont aussi plus souples que les hommes. Mais on peut devenir souple à tout âge et le rester.

C'est simple : pour vous faire une idée de votre souplesse, mettez-vous debout les bras le long du corps et penchez-vous vers l'avant. Si vos mains ne descendent pas en dessous des genoux, il va falloir vous mettre au boulot pour améliorer votre souplesse. Sinon, à l'avenir, vos articulations vous le rappelleront.

Par définition, la souplesse correspond à la capacité d'accomplir des mouvements corporels avec la plus grande amplitude articulaire et musculaire possible. La souplesse n'est pas qu'une histoire de longueur de muscles. Pour effectuer des mouvements de grande amplitude et faire le grand écart, Léon, il faut exercer non seulement ses muscles, mais aussi ses articulations. D'autres tissus interviennent dans l'amplitude d'un mouvement : les capsules articulaires qui protègent et entourent les articulations. Plus ce tissu est souple, plus l'articulation est mobile, et plus le grand écart est facile à réaliser.

Certaines articulations, comme le coude, ont des possibilités limitées. Une fois tendu, il ne peut pas aller plus loin. En revanche, d'autres articulations sont plus mobiles, comme la hanche.

Notre souplesse est également liée à la qualité de nos fascias, ce que nous avons aussi appelé tissus conjonctifs. Ces tissus tapissent toutes les structures de notre corps comme des toiles d'araignée. Ils séparent et en même temps connectent toutes les structures assurant une continuité tissulaire. Ce sont des tissus élastiques et résistants composés à 60 % d'eau. Des fascias de bonne qualité sont homogènes, souples et sans adhérences. Pour entretenir nos fascias, il est important de travailler leur élasticité, mais aussi leur plasticité, qui suppose de tenir des étirements plus longtemps ; on parle alors de postures ; et le yoga a ici toute sa place.

Pour ressentir et faire du bien à vos fascias, n'hésitez pas à aller prendre une classe de yin yoga, qui se caractérise par des postures tenues plusieurs minutes. Vous accéderez aux profondeurs de votre corps tout en adoucissant votre esprit.

Pour entretenir votre souplesse, il y a des solutions ! Les activités ne manquent pas, du stretching au yoga en passant par la barre au sol, le Pilates. Vous trouverez forcément l'activité qui vous correspond. Vous pouvez commencer par aller voir votre kiné pour qu'il vous conseille les bons étirements en fonction de vos capacités, ou aussi tourner encore quelques pages... et Léon vous fera une démo.

En effet, on n'arrête pas de vous le répéter, pour entretenir votre souplesse, il faut vous étirer, pour prévenir des blessures, il faut vous étirer... Mais comment bien faire ? On entend tous les sons de cloche. Certains préconisent de ne pas s'étirer après l'effort, car ça augmenterait les microdéchirures musculaires... il serait préférable de s'étirer à distance. On ne sait plus trop sur quel pied danser, Léon ?

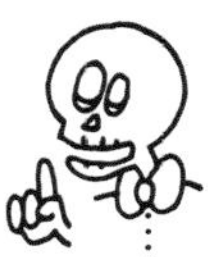

Retenez simplement : un étirement, pour qu'il soit efficace, doit être maintenu minimum 30 secondes ; respirez, restez doux avec vous-même, n'allez pas au-delà de vos possibilités, mais étirez-vous chaque jour. La meilleure solution est de prendre contact avec un professionnel de la santé pour mettre en place un programme d'étirements qui vous soit adapté.

AVEC L'ÂGE, TOUT N'EST PAS SI ROSE

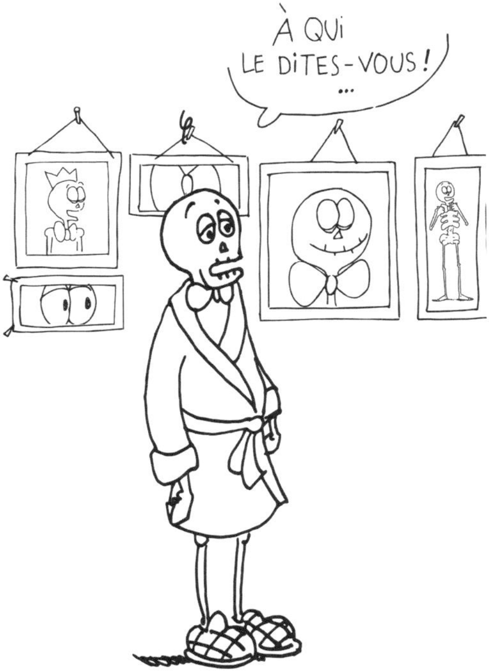

L'arthrose : qu'est-ce que c'est exactement ?

Quand on parle d'arthrose, tout de suite on a l'image du petit vieux avec sa canne, tout courbé avec ses doigts déformés. Diagnostic posé, vous vous imaginez « vieux, foutu, usé »... Je me rappelle mon arrière-grand-mère Yvonne, elle avait les mains toutes bossues, et son dos tout enroulé. Elle perdait des centimètres à vue d'œil. À l'époque, j'étais contente, car j'étais plus grande qu'elle, je la surnommais « ma petite mémé ». Bref, on a tous dans notre entourage quelqu'un qui souffre d'arthrose.

En plus de nous faire peur, elle coûte cher à la société, vous vous en doutez bien, car elle touche bon nombre de Français, environ 10 %.

Mais rassurez-vous : vous allez vous rendre compte que vous avez un pouvoir sur elle. L'âge est un des principaux facteurs de survenue, mais ce n'est pas le seul. En effet, les facteurs de risque de l'arthrose sont modifiables. Tout n'est pas perdu, il existe des solutions, qui vont dépendre de vous ! De votre hygiène de vie et de votre activité physique adaptée... encore une fois, vous êtes le véritable acteur de votre traitement. En effet, l'arthrose est considérée la plupart du temps comme une « maladie de vieux » et est souvent définie comme une « usure du cartilage ». Ce n'est pas seulement cela ! C'est une maladie liée à des facteurs biologiques et au mode de vie, lesquels vont entraîner comme une sorte d'érosion du cartilage… Imaginez cela comme l'usure de votre voiture, des joints… Elle touche l'ensemble de l'articulation (et pas seulement le tissu cartilagineux), c'est-à-dire qu'elle concerne les tendons, ligaments, cartilages, ménisques, capsules, membrane synoviale, os, muscles, nerfs.

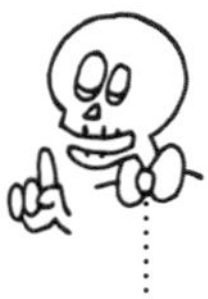

Retenez donc simplement ceci : l'arthrose est une maladie inflammatoire qui atteint toutes les structures de l'articulation. Ce n'est pas seulement une maladie du cartilage.

Si l'arthrose n'est pas que liée à l'âge, qui est concerné ? Moi d'abord, vu que mon arrière-grand-mère en avait ! Certes, il existe un lien génétique dans l'arthrose, c'est clairement établi. Mais il n'existe pas de déterminant génétique, c'est-à-dire qu'il est difficile d'établir un profil génétique et de poser un diagnostic précoce. Tout le monde est concerné. Les symptômes apparaissent souvent vers l'âge de 40-50 ans, mais ce n'est pas systématique, des personnes plus jeunes peuvent également souffrir d'arthrose. Comme me disent souvent mes patients, passé le demi-siècle, tout fout le camp !

Ne soyez pas pessimiste ; certes il est vrai qu'on aime bien se plaindre, mais regardez toujours tout ce que vous pouvez faire et non pas ce que vous ne pouvez plus faire. Élargissez votre champ de vision et mettez votre nostalgie aux oubliettes.

L'âge n'est pas le seul en cause, l'arthrose est aussi liée à notre mode de vie. Une personne ayant subi de fortes contraintes mécaniques sur son corps par le travail ou par son activité sportive, comme le rugby, sera plus sujette à l'arthrose. On constate aussi que l'arthrose est plus fréquente chez les personnes atteintes du syndrome métabolique, qui est un syndrome reliant plusieurs symptômes comme le diabète, l'hypertension, la sédentarité, le surpoids. Tout cela sera à vérifier avec votre médecin.

Les articulations les plus touchées sont le genou, la hanche et la colonne vertébrale. Les autres articulations, comme l'épaule, la cheville, les poignets, peuvent elles aussi être atteintes. L'arthrose des doigts est très fréquente, on parle alors d'arthrose digitale et elle touche plus souvent les femmes.

Pourquoi l'arthrose fait-elle mal ?

Pour ceux qui la connaissent, la douleur de l'arthrose est une douleur de fond, une douleur sourde, continue, peu intense et plutôt mécanique, c'est-à-dire qu'elle se manifeste avec le mouvement et que le repos la soulage. La douleur vient du fait que l'arthrose est un phénomène inflammatoire. Au feu les pompiers !

Eh oui, les petits morceaux de cartilage usés, libérés dans l'articulation, vont provoquer ce phénomène inflammatoire. Le corps met alors en place cette réaction de défense pour nettoyer l'articulation et éliminer ces débris (on pourrait parler d'éboulis, si on reprend l'image de l'érosion) de cartilage. C'est cette inflammation qui se propage à tous les tissus de l'articulation qui provoque au moins en partie les douleurs.

Le cartilage

Le cartilage est comme un chapeau qui vient coiffer l'os. C'est un tissu dont la fonction consiste essentiellement à transmettre et répartir les charges lorsque les articulations sont sollicitées. Il joue en quelque sorte le rôle d'un roulement à billes et d'un amortisseur entre les extrémités osseuses, accompagnant nos efforts et mouvements.

Quand tout va bien, le cartilage « en forme » dispose de trois compères qui assurent sa souplesse et sa solidité. Les premiers (les protéoglycanes) attirent et retiennent l'eau comme des éponges. Ils lui donnent son élasticité. Les deuxièmes (fibres de collagène) assurent l'assemblage de tout cela, un peu comme de la colle. Les troisièmes (les chondrocytes) permettent le renouvellement et s'attellent à la construction/destruction de la belle pâte formée par les deux premiers.

Le problème, enfin, si cela en est un, c'est que les cellules qui permettent le renouvellement sont peu nombreuses (seulement 10 % du cartilage), notre capital cartilagineux est fragile. En plus, contrairement à l'os qui possède des propriétés de cicatrisation importantes, le cartilage se régénère peu et cicatrise difficilement. Le cartilage a en effet pour caractéristique de n'être ni innervé ni vascularisé : l'absence de nerfs, et surtout de vaisseaux, explique qu'il se répare difficilement.

En cas d'arthrose, la destruction du cartilage est la conséquence de l'inflammation chronique des cellules (les chondrocytes) qui normalement sont là pour maintenir le chantier en place. On a donc un déséquilibre entre les mécanismes qui régissent la dégradation de notre pâte de cartilage et ceux qui tentent de la réparer. Au bout d'un moment, notre stock s'épuise. L'épaisseur du cartilage diminue et l'articulation s'altère définitivement. En anatomie, on distingue quatre stades de destruction du cartilage que je ne détaillerai pas ici, mais à connaître : si jamais un jour on vous dit que vous avez une arthrose de stade 3 ou 4, vous saurez qu'il s'agit d'une arthrose évoluée.

Les conséquences sur l'articulation

L'inflammation chronique des cellules va déclencher au niveau de l'articulation des signes comme : rougeur, chaleur, œdème et bien sûr douleur. Un cercle vicieux s'installe, la douleur nous invite à rester tranquille et à ne plus bouger ; de fait l'articulation devient raide, moins mobile, donc nous avons moins d'aisance pour bouger, les mouvements deviennent douloureux et ainsi de suite. Perte de mobilité, douleur, raideur : dès que cela vous guette, soyez vigilant, ne renoncez pas pour autant à tout mouvement.

Comme nous l'avons vu, le cartilage n'est pas la seule victime ; on peut notamment retrouver au niveau de l'os des excroissances osseuses que nous appelons communément les « becs de perroquet » (ostéophytes), responsables des déformations articulaires que l'on peut observer au niveau des mains et des genoux par exemple (l'arthrose est désignée en latin par *arthrosis deformans*, ce qui signifie « déformation des articulations »). Tout cela peut s'accompagner d'une inflammation de la membrane synoviale, appelée synovite.

Et pour couronner le tout, l'espace articulaire se réduit, l'articulation devient de plus en plus raide et amortit de moins en moins bien les chocs provoqués par le mouvement, exactement comme pour une voiture dont les amortisseurs seraient abîmés.

On aboutit finalement dans les formes graves à une disparition quasi totale du cartilage, et le mouvement articulaire se fait alors directement os contre os. Plus la peine

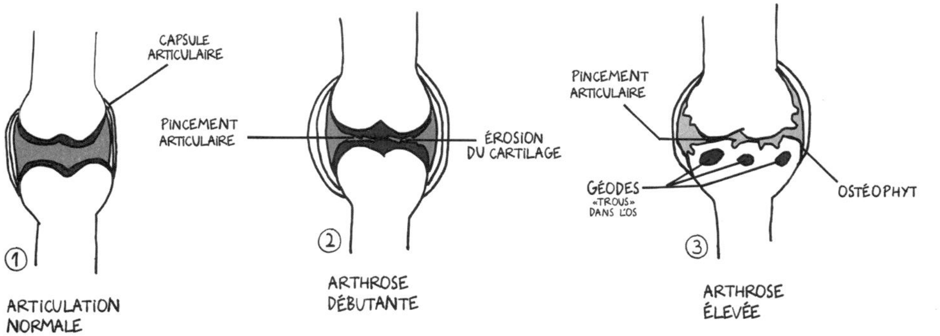

de la jouer douce, on vous repère à l'oreille… faut mettre de l'huile ! Les tendons et les muscles sont alors soumis à des sollicitations inhabituelles, ce qui est un facteur supplémentaire de douleur, de raideur et de diminution de la mobilité.

Y a-t-il de vraies solutions ?

Avant toute chose, si vos articulations vous font souffrir, demandez conseil à votre médecin pour qu'il vous oriente vers les bons examens à faire. L'arthrose est visible à la radio.

La meilleure solution pour ne pas avoir d'arthrose est de ne pas la laisser s'installer, donc de la prévenir, d'entretenir votre potentiel et de soulager vos articulations. Mais comment faire ?

Nous avons vu que l'arthrose était avant tout un phénomène inflammatoire qui touche l'ensemble de l'articulation. Pour lutter contre l'installation de cette inflammation permanente, veillez à apporter à votre corps ce dont il a besoin.

- **Prévenir**

Il faut donc faire attention à la qualité de notre alimentation. Les fameux cinq fruits et légumes par jour, il ne faut pas les oublier. Ils participent au bon fonctionnement de notre organisme en apportant vitamines et minéraux. Nos chers amis oméga-3 freinent la destruction du cartilage et réduisent l'inflammation et la douleur. On les retrouve dans les huiles végétales de première pression à froid (huile de colza, olive, graines de lin), les poissons gras (sardines, maquereaux, saumon), les noix. Une supplémentation en oligoéléments (éléments minéraux nécessaires à la vie d'un organisme) et en vitamines peut aussi être intéressante. Le silicium notamment est profitable, c'est un initiateur de croissance et un régénérateur qui intervient dans tous les mécanismes vitaux organiques. Surveiller son taux de vitamine D aussi, car c'est bien connu, on est tous plus ou moins carencés à force de passer nos journées à l'intérieur. Demandez un dosage à votre médecin. La vitamine D est essentielle à la santé de l'os et a un effet protecteur sur nos articulations. Elle est fabriquée par notre corps grâce à l'action des rayons du soleil sur notre peau, pas besoin de s'exposer pendant des heures, mais déjà 10 à 15 minutes par jour, c'est bien. Donc penser à aller marcher un peu après le déjeuner, c'est à ce moment-là que le soleil fournit le plus de rayons ultraviolets B et que nous fabriquons le plus efficacement de la vitamine D. En plus, cela vous permettra d'activer votre mécanique et d'améliorer votre digestion.

- **Entretenir votre potentiel**

Bougez plus contre l'arthrose, et lubrifiez vos articulations, c'est indispensable !

L'activité physique régulière, même douce comme la marche, la natation, est indispensable pour votre capital osseux et dans la prise en charge de l'arthrose, car elle agit sur les facteurs qui l'aggravent : obésité, inflammation, manque de tonicité musculaire, libération des toxines… et c'est bon pour le moral, alors pourquoi s'en priver ? Elle favorise en plus l'activité des cellules responsables de l'entretien et du renouvellement du cartilage.

- **Soulager**

Les médicaments antidouleur et anti-inflammatoires soulagent temporairement, mais n'ont aucune action sur la progression de la maladie. Ils empêchent le corps de régénérer naturellement son cartilage et sont souvent toxiques en cas d'utilisation prolongée. À terme, ils font plus de mal que de bien.

Rappelez-vous que les traitements présents aujourd'hui ne permettent que de traiter les symptômes, de gérer la douleur ; et lorsque le patient est actif dans une prise en charge globale, d'en retarder durablement les conséquences sans avoir recours à la chirurgie.

Il existe pourtant des traitements simples, naturels, efficaces et surtout sans effets secondaires, qui permettent de lutter contre la douleur et de contrôler l'arthrose. La phytothérapie a le vent en poupe et peut constituer une alternative ou un complément au traitement médical. Mais soyez vigilant, les plantes ne sont pas toujours sans effets secondaires. Il est donc indispensable de demander l'avis à votre médecin. La kiné peut vous aider, le massage permettra de drainer l'œdème et la mobilisation des articulations d'entretenir votre capital souplesse. Vous pouvez aussi vous offrir une cure thermale, très bénéfique. Envisagez des soins en cryothérapie, qui ont aussi leur succès à l'heure actuelle. Quand tout cela ne suffit pas, faites le point avec votre rhumatologue pour voir si une infiltration pourrait venir améliorer votre état.

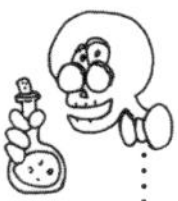

La trousse aroma de Léon contre l'arthrose

Quelques plantes à retenir : l'harpagopyhtum peut réduire l'inflammation ; le curcuma, à consommer en poudre dans vos plats cuisinés ou en gélules aussi, a de grandes vertus anti-inflammatoires.

Le gingembre : utilisé par les médecines ayurvédiques et chinoises pour son puissant effet anti-inflammatoire.

Le cassis aussi serait bon pour nos articulations, ainsi que l'ortie et la reine des prés. Donc, si vous avez la main verte et que vous êtes attiré par la phytothérapie, c'est une très bonne chose, lancez-vous.

L'argile verte peut aussi apporter un plus en cataplasme. Je conseille souvent l'argile* avec en plus des plantes comme l'harpagophytum et l'arnica dedans.

* Une cryo-argile à effet froid.

L'ostéoporose, c'est pas si grave !

Méconnue et pourtant si fréquente, elle touche environ trois millions de personnes en France et plutôt les femmes après la ménopause, mais aussi les hommes autour de la soixantaine et au-delà. C'est une maladie silencieuse, on s'en rend compte souvent après une fracture du col du fémur, du poignet ou des vertèbres à la suite d'une chute par exemple. L'ostéoporose s'attaque à notre squelette. Comme son nom l'indique, elle se caractérise par une diminution de la densité osseuse. Nos os deviennent poreux, ils se fragilisent, deviennent friables. Plus nos os sont fragiles, plus les risques de fracture sont importants.

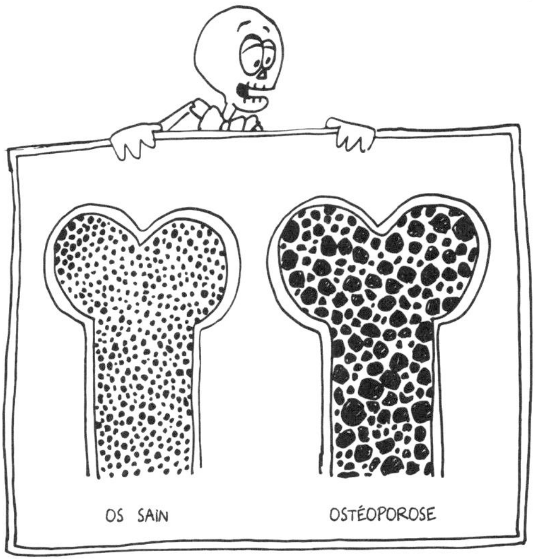

Les causes sont multiples. Cela va du manque de vitamine D aux antécédents familiaux, en passant par la consommation excessive de sel, de café, de tabac, l'insuffisance rénale, la carence en calcium et... la sédentarité.

Concrètement, nous avons vu que l'os est en renouvellement permanent grâce au travail des ostéoblastes et des ostéoclastes que Léon nous a présentés tout à l'heure. Mais ce renouvellement permanent n'est pas constant tout au long de la vie. Avec l'âge, l'organisme produit moins d'hormones sexuelles, or ce sont ces hormones sexuelles qui contrôlent le travail des ostéoblastes et des ostéoclastes. Avec cette diminution, une partie des cellules qui construisent (les ostéoblastes) vont prendre leur retraite, et cela déjà après 30 ans, avec une chute plus importante après 50 ans. Celles qui détruisent (les ostéoclastes) sont plus nombreuses et leur travail de sape est moins bien réparé. On commence alors à perdre de l'os. Nos os se tassent et le risque de fracture augmente.

Pour nous les femmes, ce phénomène s'accélère après la ménopause, car le taux d'œstrogène s'effondre aussi, ce qui favorise la destruction de l'os. Mais rassurez-vous, toutes les femmes ne sont pas concernées par l'ostéoporose. Les personnes à risque sont essentiellement les femmes qui ont eu une ménopause très précoce, autour de 40 ans, qui fument, qui sont d'un petit poids ou qui ont des problèmes hormonaux.

Pour prévenir cette maladie et pour la dépister, il y a un examen de choix (nom savant : l'ostéodensitométrie). Il permet de mesurer la densité osseuse au niveau de la colonne vertébrale ou de la tête de fémur.

En cas d'ostéoporose, il existe des traitements hormonaux ; mais le plus important, c'est une bonne hygiène de vie. C'est-à-dire l'arrêt du tabac. Une bonne hygiène alimentaire. Et une pratique physique, vous ne l'aviez pas oublié ?

La crainte des patients avec l'ostéoporose est la chute, car ils ont peur de la fracture. Et vu qu'ils ont peur, ils bougent moins… et entrent dans le cercle vicieux qui les amène à la sédentarité. Il est donc important de trouver une activité adaptée, qui vous permettra de travailler l'équilibre et la force musculaire. Votre kiné est là pour ça si vous avez besoin d'un œil avisé ! En effet, l'activité physique est importante pour entretenir votre capital osseux, car la contraction du muscle permet de tracter sur les tendons, qui à leur tour vont tracter sur l'os et ainsi le stimuler et le renforcer ou du moins entretenir vos acquis.

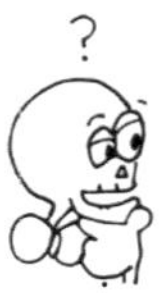

Pourquoi devient-on bossu ?

En avançant dans l'âge, nous avons vu que l'ostéoporose nous guette. Elle peut être responsable de tassements vertébraux qui entraînent une silhouette voûtée chez certaines personnes. La dégénérescence musculaire peut aussi être en cause, comme dans le cas d'une maladie qui aurait un caractère héréditaire et que nous appelons « camptocormie ». On peut dire que c'est une maladie de la posture. Si nous arrivons à nous tenir droits, c'est grâce à un parfait équilibre entre nos muscles extenseurs à l'arrière du corps et les muscles fléchisseurs à l'avant. Dans ce dernier cas, les muscles extenseurs de la région lombaire n'arrivent plus à être efficaces, alors que les fléchisseurs assurent toujours leur boulot. Résultat : la personne est de plus en plus courbée en avant lorsqu'elle est debout.

Arthrose/arthrite, y'a pas de fatalité

Il est important de faire le distinguo entre ces deux mots. En tout cas, en rhumatologie, on distingue l'arthrose de l'arthrite.

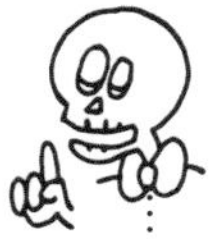

L'arthrose fait mal quand on marche, quand on court, quand on fait des efforts, bref, de façon mécanique dans la journée. L'arthrite en revanche fait mal la nuit, réveille le matin, souvent en deuxième partie de nuit, et est plutôt améliorée par un peu d'effort et par un dérouillage.

L'arthrite regroupe un ensemble de maladies inflammatoires plus rares et touche des patients plus jeunes. Par exemple, des douleurs chez une jeune femme, plutôt dans les doigts, qui la réveillent la nuit et qu'il faut longuement dérouiller le matin, aiguilleront vers une polyarthrite, c'est-à-dire plusieurs articulations qui sont atteintes d'arthrite. À l'opposé, des douleurs présentes uniquement d'un côté chez un patient de plus de 50 ans et qui s'aggravent avec l'activité et l'utilisation de l'articulation orienteront plutôt vers l'arthrose.

L'arthrite se caractérise par un niveau d'inflammation très élevé qui concerne la membrane synoviale, le cartilage étant parfois endommagé par « contact » avec cette inflammation. Alors que l'inflammation, également présente dans l'arthrose, est de bas grade, évoluant sur des dizaines d'années.

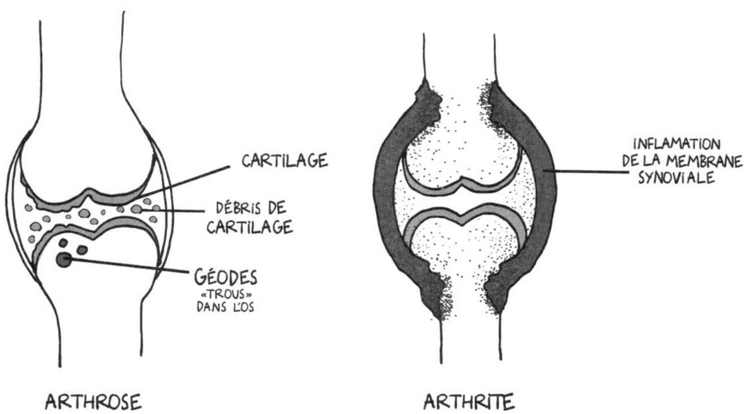

Au niveau des examens complémentaires, à la radio, on va constater un pincement articulaire important pour l'arthrose. Des bilans sanguins sont nécessaires pour identifier des facteurs d'inflammation, comme la *C-reactive proteine* (CRP), le facteur rhumatoïde, ou divers anticorps présents en cas d'arthrite. Votre rhumatologue pourra aussi effectuer une ponction du liquide synovial d'un genou gonflé par exemple. Cette ponction pourra orienter le diagnostic : un petit nombre de cellules synoviales et de lymphocytes (cellules intervenant dans notre système immunitaire) indique la présence d'une arthrose, alors que de nombreux polynucléaires signalent une arthrite inflammatoire.

Le traitement de l'arthrite s'attaque de manière plus ou moins ciblée à cette inflammation systémique d'origine immunologique et peut conduire désormais à une rémission complète.

Pour l'arthrose, le traitement est moins lourd. Il est sans cesse répété et prouvé qu'une activité régulière – on y revient ! – favorise l'activité anabolique (construction et renouvellement cellulaire dans le cartilage) et tonifie la musculature, ce qui protège l'articulation.

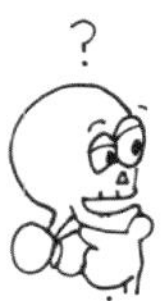

Vous avez l'impression d'être un Baromètre ?

Vous êtes nombreux à me dire : « Ce doit être à cause du temps, il fait humide en ce moment… » En effet, beaucoup connaissent une augmentation des douleurs articulaires chroniques par temps froid et humide. D'après plusieurs études, tout cela ne serait que pure croyance et aucune n'a validé ce lien pour le moment. Peut-être que cela se résumerait juste à notre désir de trouver une explication à nos maux. Cela n'empêche pas que vous êtes nombreux à être météo-sensibles et c'est évident qu'on se sent mieux quand le soleil vient chauffer notre mécanique.

QUAND ON TOMBE SUR UN OS

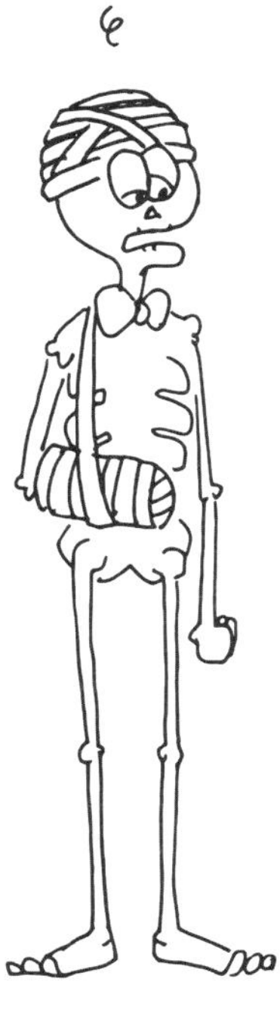

Petit voyage au pays des fractures

Notre squelette est la seule chose du corps qui perdure. Il est immortel en quelque sorte, mais il n'est pas incassable. Il arrive que nos os se fracturent, soit après un choc violent, un accident sportif, ou soit parce qu'ils sont atteints d'une maladie ou d'ostéoporose. Les fractures peuvent être ouvertes, fermées, avec ou sans déplacement. On trouvera quelques noms pour les caractériser : en bois vert, en baïonnette, simple, double… Nous allons voir d'un peu plus près comment ça se passe.

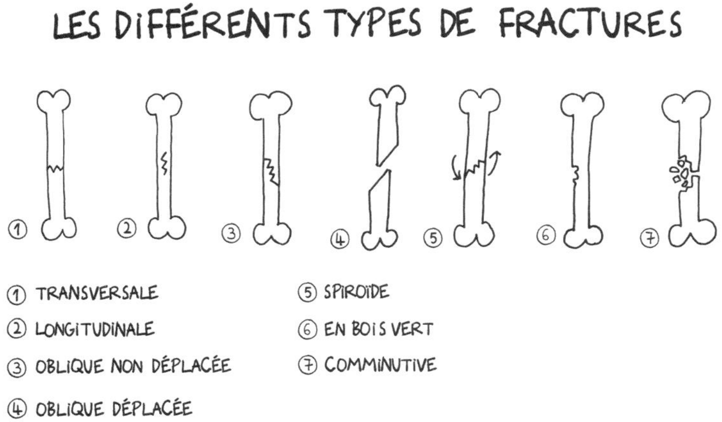

Lorsqu'une fracture est déplacée, elle doit être réduite, c'est-à-dire que, pour assurer une bonne cicatrisation des os entre eux, les os doivent être alignés. De la même façon que l'on répare un jouet avec de la colle, l'os doit être maintenu droit et stable pour que la fusion se produise correctement.

La plupart du temps, les fractures déplacées sont réduites sous anesthésie générale. Une ostéosynthèse est nécessaire pour assurer la consolidation. Quand on parle d'ostéosynthèse, il s'agit de plaques, de vis, de clous, qui seront posés par le chirurgien afin de maintenir les os dans une position correcte pour leur consolidation. C'est à ce moment-là qu'on passe sur le billard. Puis le matériel sera retiré environ un an après si tout s'est bien réparé. Pendant ce temps-là vous aurez la joie de faire bipper les détecteurs dans les aéroports.

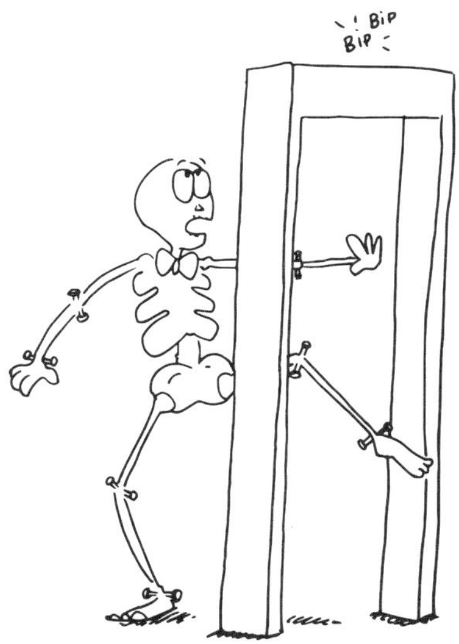

Comment les os se reconstituent-ils ?

Notre corps a les outils nécessaires pour réparer les fractures. Il a simplement besoin de temps et d'attention. Eh oui, nos os ont la capacité de se réparer tout seuls, on appelle cela la consolidation osseuse. Ce processus de consolidation s'organise en quatre temps.

« La médecine consiste à distraire le malade pendant que la nature le guérit », Voltaire.

Lorsqu'un os se casse, les vaisseaux sanguins sont également rompus. Le sang qui s'échappe forme alors un caillot que l'on appelle « hématome de fracture ». Cet hématome permet de tenir les deux morceaux d'os alignés. Cela crée une structure solide mais encore faible. C'est la phase inflammatoire qui débute immédiatement après la fracture. Elle dure du premier au vingtième jour environ. C'est pour cela que, à l'endroit de la blessure, ça gonfle, c'est rouge, eh oui, c'est inflammatoire ! Vous entendez beaucoup les médecins et les kinés qui vous disent de mettre de la glace au minimum trois fois par jour.

Quelques jours plus tard, entre le vingtième et le trentième jour, le caillot de sang appelé hématome de fracture est remplacé par du tissu plus solide qui devient un cal mou. C'est la phase de prolifération, ou phase d'union. Du tissu et du cartilage fibreux sont produits, qui commencent à combler l'espace entre les extrémités fracturées. Comme un pont qui se construit de part et d'autre d'une rivière jusqu'à ce que les deux extrémités se rejoignent.

Une fois les deux parties de l'os à nouveau reliées, des cellules spécialisées dans la production de tissu osseux, les ostéoblastes que vous connaissez, entrent en scène pour produire de nouvelles cellules osseuses. Un cal dur apparaît, on parle alors d'ossification entre le trentième et le soixantième jour. Cela fait quand même en tout deux mois ! Ceux qui sont passés par là ont trouvé tout cela très long... Mais, au final, que sont deux mois dans une vie ? Et en plus, c'est votre corps qui a fait le boulot tout seul !

Enfin vient la phase de remodelage osseux, que l'on pourrait appeler phase de rénovation. Elle va permettre d'adapter le segment osseux maintenant solide aux différentes contraintes mécaniques. Elle dure de un à quatre ans après la fracture. C'est un vrai travail de sculpteur.

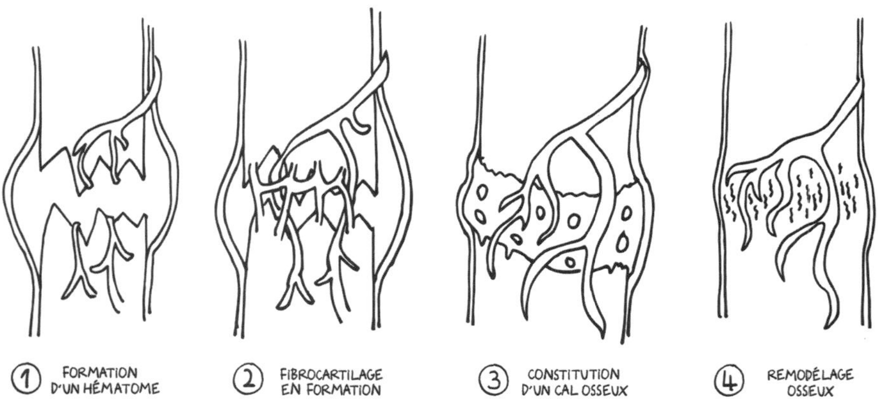

LES QUATRE ÉTAPES DE LA GUÉRISON D'UNE FRACTURE

Donc, si on regarde bien, il faut 45 jours pour que nos os soient solides. Cela dépend ensuite de la fracture, de sa localisation, de l'âge de la personne... Vous vous doutez bien que, pendant tout ce temps d'immobilité, vos muscles ne sont plus aussi forts qu'auparavant. La rééducation sera essentielle pour récupérer la force musculaire nécessaire.

Parfois les choses peuvent se compliquer… Ce peut être de la pseudarthrose, une absence de consolidation dans les six mois. On peut aussi entendre parler de cal vicieux ; c'est-à-dire une consolidation en position vicieuse, ne rétablissant pas une anatomie normale. Parfois il est nécessaire d'avoir recours à une greffe osseuse pour assurer la consolidation. C'est-à-dire que l'on va prendre un bout d'os qui est très fortement vascularisé et contient de la moelle rouge, comme l'os de la crête iliaque (os du bassin) par exemple, placer le greffon osseux au niveau du foyer de fracture et laisser la nature faire son boulot !

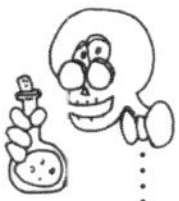

La trousse aroma de Léon pour les fractures

Pour fortifier la consolidation, la soudure des os entre eux, il y a des solutions.

Il est conseillé de prendre de la vitamine C naturelle. Vous pouvez retenir une plante que tout le monde connaît, l'ortie : « Qui s'y frotte s'y soigne » ! Car l'ortie a de multiples bienfaits. Les feuilles de cette plante sont très riches en vitamines (notamment la vitamine C) et minéraux. Elle a une très forte teneur en calcium. C'est un fortifiant naturel. Alors n'hésitez pas à en consommer dans votre alimentation, en infusion, dans votre soupe…

Une autre solution naturelle pour favoriser la minéralisation est la cure « œuf-citron ». Cette cure est un véritable trésor, elle apporte un calcium très assimilable. Elle a été proposée par Raymond Dextreit, grand hygiéniste du siècle dernier. Je vous en dis un peu plus sur la recette : le soir, mettre un œuf bio de préférence entier avec sa coquille dans un verre. Le recouvrir du jus d'un citron. Laisser reposer toute la nuit. Le lendemain matin, consommer le liquide pâteux obtenu avec un peu d'eau tiède. Pour les fractures, il est conseillé de faire cette

cure dix jours consécutifs. Celle-là permet également de rééquilibrer les excès d'acidité dans le corps, elle est aussi conseillée en cas d'ostéoporose, d'arthrose et d'arthrite. Soyez vigilant à ne pas avoir une alimentation trop acide pour vos os : comme toujours, on évite l'alcool, le café, le tabac.
À tout cela, il ne faut pas oublier d'associer la vitamine D, qui est indispensable pour favoriser la fixation du calcium.
Et gardez à l'esprit, à titre préventif, que plus on sollicite les os, plus ils sont solides ! C'est pour ça que les sportifs ont des os plus épais, ce qui réduit les risques de fractures.

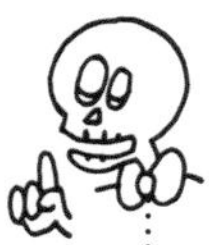

Sur terre, nous avons de la chance, nos os sont sollicités en permanence pour lutter contre la gravité ; ce n'est pas le cas des astronautes, qui dans l'espace sont en apesanteur, leurs os travaillent moins et donc se fragilisent. À leur retour sur terre, ils auront toute une phase de réadaptation et de réapprentissage pour bien avoir les pieds sur terre !

COMMENT ENTRETENIR TOUT CE POTENTIEL

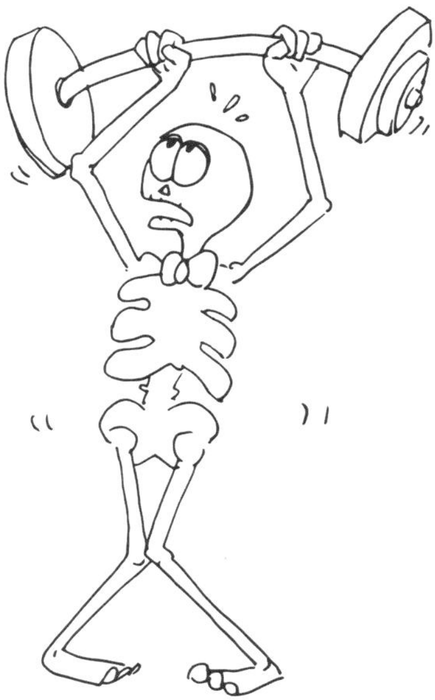

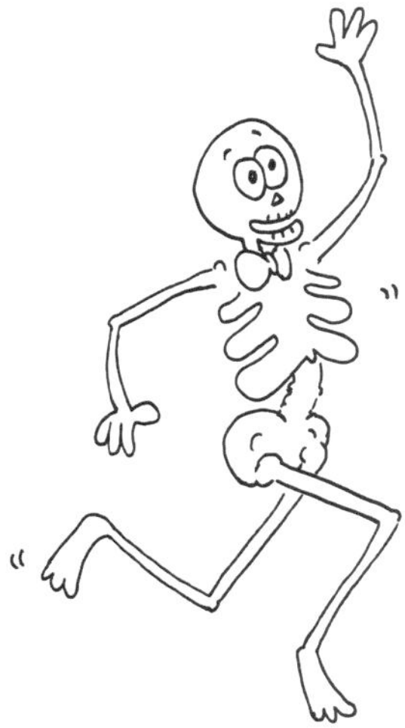

L'hymne de Léon : « I like to move it »

Vous avez peut-être vu le dessin animé *Madagascar*, où tous ces animaux échappés de leur zoo se trémoussent sur cette chanson.

Si ce n'est pas le cas, prenez un moment pour visionner le clip, cela vous permettra de vous échauffer.

Les dix commandements de Léon pour une belle forme

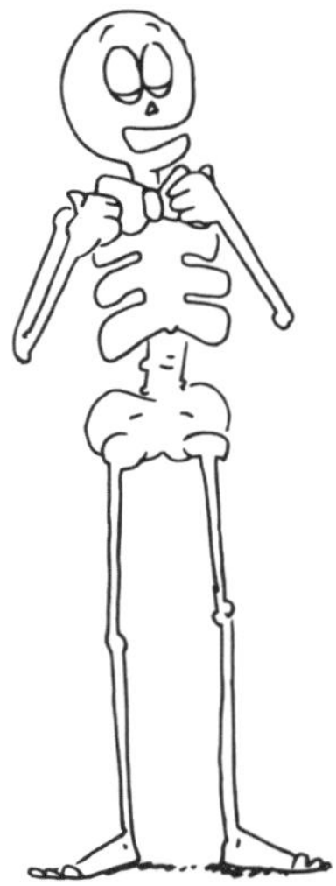

- Bougez
- Dansez
- Riez
- Respirez
- Partagez
- Donnez
- Acceptez-vous tel que vous êtes
- Récupérez
- Méditez
- Vivez le moment présent

Commençons par prendre une grande bouffée d'air !

« Les chrétiens connaissent bien le "Lève-toi et marche" de Jésus au paralytique. J'aime parfois imaginer qu'un jour, à un inquiet venu lui demander conseil, Bouddha adressa une parole symétrique : "Arrête-toi et respire" », Christophe André, Méditer jour après jour.

Notre souffle est en effet invisible, nous n'avons pas conscience de chaque inspiration et expiration. Mais son rôle est vital. Nous ne nous arrêtons jamais de respirer, sauf en cas d'apnée. Nous avons le pouvoir de contrôler notre respiration, de la ralentir, de l'accélérer... Ce qui n'est pas le cas d'autres fonctions automatiques de notre corps.

Bon nombre de patient, me disent : « Ah non, mais moi, je ne sais pas respirer, je ne comprends pas comment il faut respirer : par le nez, par la bouche ?! » Et je leur réponds : « Mais si, je vous assure, vous savez très bien respirer, sinon vous ne seriez pas en train de me parler... C'est simplement que vous n'arrivez pas encore à apporter l'attention et la détente nécessaires pour explorer votre respiration. Mais ça se travaille, alors prenons notre temps. » Nous voilà ainsi partis dans des exercices de respiration, et souvent je me marre, car ça me fait penser au film *Le Grand Bleu,* quand ils sont en train de faire les entraînements d'apnée et qu'un d'entre eux tombe dans les pommes ! Tout simplement car il a hyperventilé...

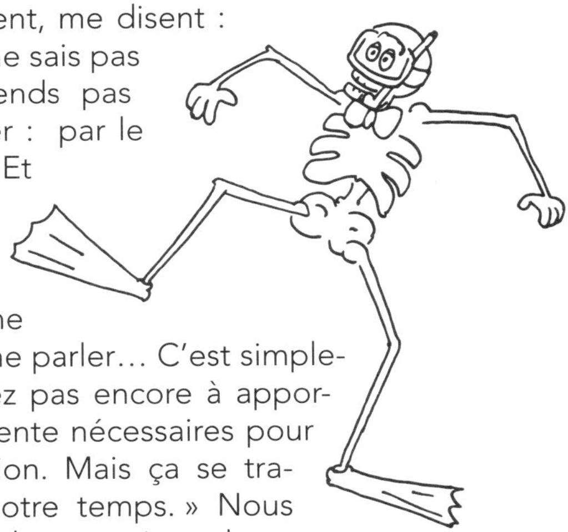

trop d'oxygène au cerveau, ce qui peut faire tourner la tête… et perdre connaissance.

De plus, il ne faut pas oublier que le travail sur le souffle est très utile, car il a un impact très fort sur notre état émotionnel. Quand vous êtes en colère, énervé, vous pouvez vous rendre compte que votre respiration va être accélérée. À l'inverse, quand vous êtes au calme, en train de lire, votre souffle est tranquille.

Comme vous vous en doutez, lors de la pratique du yoga, on utilise beaucoup notre respiration. On appelle cela le pranayama, contrôle du souffle ou de l'énergie vitale. Quand vous aurez pris l'habitude de contrôler, de travailler votre respiration, je vous assure que vous sentirez à quel point cela est agréable. Tout votre corps va respirer, c'est magique !

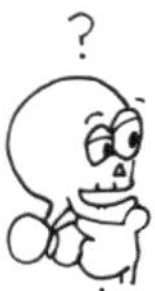

La respiration, ça se rééduque ?

D'après Françoise Mézières, « une respiration ne se rééduque pas, elle se libère ». En effet, il est fréquent d'observer, notamment chez les personnes stressées, une contraction au niveau des abdominaux qui empêche la bonne utilisation du diaphragme. Du coup, la personne va avoir une respiration dite haute, c'est-à-dire essentiellement par le thorax. On peut parler en quelque sorte d'une respiration à l'envers, qui permet une moins grande ventilation. Les personnes vont donc respirer plus vite, ce qui va affecter leur état émotionnel. Dans ce cas, il faut libérer ce qui est bloqué. Le yoga et toutes les techniques de relaxation permettent d'améliorer et de libérer la respiration. Ce n'est pas toujours facile et cela requiert discipline et concentration.

Notre système respiratoire est plutôt bien fait, comme le reste de notre corps, d'ailleurs. Le terme souvent utilisé pour parler de la distribution dans nos poumons est « arbre bronchique ». Imaginons le trajet de l'air depuis le bout de notre nez jusqu'aux petites alvéoles. L'air entre par le nez et la bouche, il descend le long du pharynx, puis, arrivé à la trachée, il est distribué aux deux poumons par l'intermédiaire des bronches. Ces dernières se subdivisent en bronchioles pour atteindre les alvéoles, petits sacs où se déroulent les échanges gazeux. L'oxygène est absorbé par la circulation sanguine et distribué dans notre corps, tandis que le gaz carbonique est rejeté.

Nos poumons pèsent entre 300 et 400 grammes. Les poumons inhalent en moyenne 300 millions de litres d'air au cours d'une vie. Mais pour que l'air puisse entrer puis ressortir, les poumons ont besoin de l'aide des muscles. Il y a d'abord le diaphragme, situé sous les poumons, entre le thorax et l'abdomen. C'est le muscle inspirateur principal. Puis il y a des petits muscles présents entre les côtes : les muscles intercostaux, qui permettent aux côtes de s'écarter pour laisser l'air rentrer dans les poumons. Le diaphragme est le deuxième muscle le plus important de notre corps après notre cœur. Il est en quelque sorte le vice-roi de notre corps.

Allons voir un peu à quoi ressemble ce bonhomme !

Le diaphragme : deux pour le prix d'un !

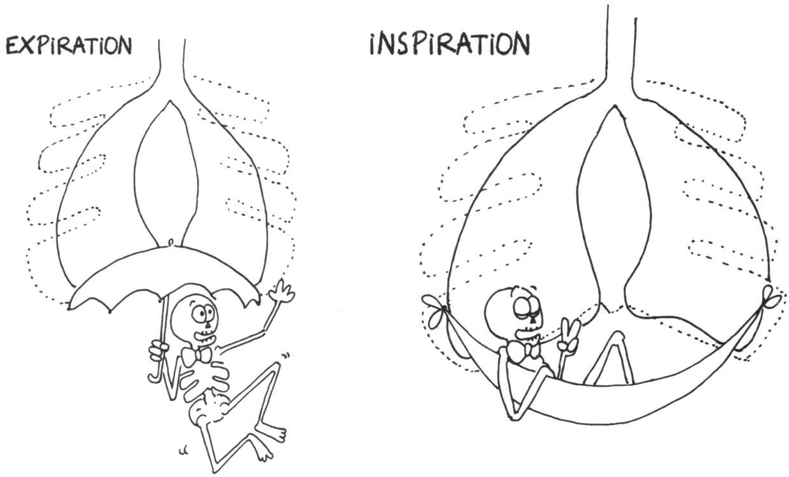

Souvent vous revenez de chez votre kiné ou ostéo qui vous a dit que vous aviez le diaphragme bloqué, ou que vous ne respiriez pas très bien, votre diaphragme n'est pas efficace. Mais comment est fait ce muscle ?

En gros, notre diaphragme est situé entre nos poumons et nos viscères (estomac, intestins, foie…), il sépare en quelque sorte la cage thoracique (où se situe l'ensemble cœur-poumons) de l'abdomen, comme une cloison ; une cloison musculo-tendineuse. Pour schématiser, on peut dire qu'il a la forme d'un parasol (ou d'un parapluie) en expiration et la forme d'un hamac à l'inspiration. Quand vous faites entrer l'air dans vos poumons, vous sentez les côtes qui s'écartent comme le soufflet d'un accordéon et votre ventre qui se gonfle. Tout simplement, à l'inspiration, le diaphragme se contracte, il descend et pousse ainsi les organes de votre abdomen vers l'avant et le bas, les poumons qui reposent sur ce muscle s'étirent et leur volume augmente. À l'expiration, le diaphragme se relâche et il remonte, les poumons se vident et le ventre se rentre. L'expiration est passive, mais elle peut être accentuée par la contraction des abdominaux.

Pour être plus précis, anatomiquement, ce fabuleux muscle est constitué d'une partie centrale tendineuse et de deux parties latérales musculaires. En plus d'avoir cette forme particulière, il est troué ! Eh oui, Léon, c'est un parasol troué ! Ses orifices sont traversés par toute une tuyauterie nécessaire au bon fonctionnement de notre organisme. On retient les trois principaux laissant le passage à la veine cave inférieure, l'aorte et l'œsophage. Il y a d'autres orifices de taille plus petite qui laissent le passage à des veines, au nerf sympathique et aux nerfs à destination des organes abdominaux.

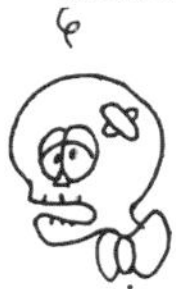

Je crois que j'ai un point de côté !

Lors d'un effort, vous pouvez ressentir une brusque douleur en haut de l'abdomen, sous les côtes. Vous êtes alors victime d'un point de côté ! Il s'agit en fait d'une crampe au niveau du diaphragme. Il faut alors ralentir l'effort, expirer complètement, puis inspirer profondément. Je me souviens que, dans ma jeunesse, on nous disait : « Arrête-toi, crache sur un caillou, souffle un bon coup et hop ça va repartir… » C'est la longueur de l'expiration qui va débloquer le diaphragme. En effet, comme tout autre muscle, s'il est mal utilisé, il peut se fatiguer.

D'autres causes peuvent provoquer des crampes du diaphragme. Avec l'effort, le foie, qui est à droite sous les côtes, peut se gorger trop rapidement de sang et donc appuyer sur le diaphragme. La même chose peut se produire avec la rate, qui, elle, se situe sous les côtes à gauche.

Vous l'avez compris, pour l'éviter il faut être entraîné, donc mettez-vous au sport ! Si jamais le point de côté ne disparaît pas après l'effort, consultez votre médecin.

Passons aux choses sérieuses !

« Fais du bien à ton corps pour que ton âme ait envie d'y rester », proverbe indien.

Comme vous l'avez compris maintenant, le mouvement, c'est la vie ! On se doit d'entretenir notre corps qui nous fait avancer tous les jours, de prendre soin de lui. Pas besoin de faire des choses très compliquées, mais les mouvements que vous faites tous les jours sont importants et la notion de régularité a ici toute son importance.

Je dis souvent à mes patients que, pour prendre de bonnes habitudes et se débarrasser des mauvaises, il faut environ trois semaines-un mois. Et c'est à force de répétition que notre corps et notre cerveau intègrent ces nouveaux apprentissages. En gros, il faut rabâcher !

C'est comme ceux qui souhaitent arrêter de fumer : on leur dit d'aller prendre l'air, de marcher, de boire un verre d'eau pour faire passer l'envie. En effet, le corps et notre cerveau ont besoin de repères, d'habitudes. Donc, dès à présent, mettons en place toutes ces nouvelles bonnes habitudes.

Mais, allez-vous me dire, par quoi commencer ?

Tout simplement, on va tout d'abord mettre en place une série d'exercices que l'on pratiquera le matin, pour se lever du bon pied, avec beaucoup d'ouverture pour le corps.

Puis une série d'exercices pour la fin de la journée afin de retrouver le calme et la sérénité en rentrant du boulot.

Ensuite, dans « Les indispensables de Léon », vous trouverez quelques exercices en fonction des zones qui sont douloureuses pour vous et que vous souhaitez travailler durant la journée.

Je n'ai pas envie de vous donner simplement une liste d'exercices à faire. Mon idée est de vous responsabiliser, de vous donner les moyens d'intégrer un **rituel quotidien** pour mener à bien votre corps, et votre esprit bien entendu, car l'un ne va pas sans l'autre.

Je sais déjà que certains pensent : « Je n'ai pas le temps », « C'est impossible de mettre tout cela en place ». Eh bien si, je vous promets que c'est possible ! Pas besoin d'en faire pendant des heures, mais simplement 5 minutes suffiront au début ; puis, progressivement, vous augmenterez ; et surtout votre corps vous le réclamera. Car c'est un véritable cadeau que vous vous faites en mettant en place cette hygiène de vie, ce rituel. Changez la vision que vous avez ; la plupart considèrent cela comme une contrainte, mais vous verrez par la suite que c'est vraiment un moment avec vous-même qui va vous permettre d'être beaucoup plus performant pour le reste de votre journée. C'est aussi nécessaire et simple que de se brosser les dents.

« On ne fait pas d'omelette sans casser des œufs. »

L'attitude mentale et l'intention que vous mettez dans chacun de vos gestes et mouvements sont primordiales. Dans mes cours de yoga, je dis souvent à mes élèves : « N'oubliez pas que la plus importante des postures est *sourirasana* : la posture du sourire. » Elle permet de contracter les grands maîtres du sourire, les muscles grands et les petits zygomatiques. Le sourire stimule la libération de neuropeptides, qui combattent le stress et permettent la libération d'un cocktail agréable de neurotransmetteurs tels que la sérotonine, la dopamine et les endorphines. La sérotonine active le bien-être, la dopamine vous met dans l'action et les endorphines sont des antidouleurs naturels. En plus le sourire est contagieux et gratuit. Alors souriez et on y va.

Pour se lever du bon pied !

Évitez les sonneries agressives qui vous mettent de mauvaise humeur, et préférez des éclairages doux. Pensez à aérer votre chambre, même s'il fait très froid dehors. La manière de commencer chacune de vos journées est extrêmement importante. Que vous soyez retraité, en activité, maman, étudiant, sportif ou pas, ce que vous faites en premier au réveil est essentiel ! Vous verrez, vous allez adorer vous lever plus tôt et ne plus mettre votre réveil à la dernière minute. Au petit matin, tout est encore calme et paisible, votre téléphone est en mode avion ou éteint, personne ne peut vous déranger. Alors profitez-en, c'est un moment rien que pour vous !

En ayurveda (médecine traditionnelle indienne), il est conseillé d'avoir une longueur d'avance sur la journée, en insistant sur les rituels matinaux qui permettent d'aligner le corps avec les rythmes de la nature, d'équilibrer les doshas (énergies vitales) et de favoriser l'estime de soi en plus de l'autodiscipline.

Prenez soin de conserver vos bonnes habitudes, car votre esprit maléfique essaiera toujours de vous détourner, en vous disant : « Il faut vérifier tes mails, tu dois sortir le chien, emmener les enfants à l'école, appeler ta mère, te dépêcher pour ne pas être en retard… » Préservez-vous un minimum de temps. Autorisez-le-vous, car souvent ce n'est que la culpabilité qui nous en empêche.

Le matin :
- activez votre corps, articulation par articulation ;
- saluez le soleil ;
- portez l'attention à votre respiration ;
- offrez-vous un moment de calme et de méditation avant d'entamer la journée, faites d'abord le point.

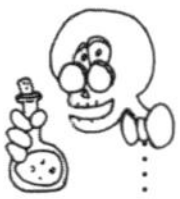

Un remède de Léon le matin

Le jus de citron avec de l'eau tiède à jeun le matin a de multiples bienfaits. Il stimule notre système immunitaire, car il est très riche en vitamine C et en potassium. Il réduit le niveau d'acidité, même s'il donne un goût difficile en bouche, car c'est un aliment incroyablement alcalin. Il aide aussi à perdre du poids. Le citron contient beaucoup de pectine, une fibre alimentaire avantageuse qui aide à lutter contre les fringales. Il stimule notre système digestif et le péristaltisme (vagues de contractions musculaires dans les parois intestinales qui font bouger les matières). Il purifie et tonifie le foie, principal organe servant à détoxifier. Il agit en tant que diurétique doux et naturel. Il nettoie la peau. Il hydrate le système lymphatique aide à avoir des dents saines, traite les infections de la gorge – avec un peu de miel dedans, c'est un vrai remède de grand-mère.

Commençons notre journée en échauffant notre mécanique articulaire.

« Le plus grand voyageur n'est pas celui qui a fait dix fois le tour du monde, mais celui qui a fait une seule fois le tour de lui-même », Gandhi.

Pour cela, je vais m'inspirer d'un type de yoga que j'ai découvert en Inde, dans le Kerala, où, à chaque début de cours, on pratiquait comme une mise en route du corps, afin d'explorer les possibilités du jour, toujours dans la douceur et à l'écoute des sensations.

Placez-vous debout sur votre tapis, les pieds écartés de la largeur de vos hanches, et partons en exploration en allant du bas vers le haut du corps :

- Vos **pieds**, vos **orteils** : commencez par basculer d'avant en arrière, pour ressentir l'appui sous la plante des pieds. Puis montez sur la pointe des pieds. Ensuite bougez les orteils, flexion-extension des orteils, puis écartez-les pour mettre vos doigts de pied en éventail.
- Vos **chevilles** : prenez appui sur une jambe, si nécessaire avec l'autre main pour garder l'équilibre ; et amenez les orteils en direction du visage (pied flex), puis vers le sol (pied pointe) et faites des cercles avec les chevilles.
- Ramenez les **genoux** à la poitrine l'un après l'autre, vous travaillez ainsi la flexion de vos **hanches** et de vos genoux.
- Puis prenez conscience de la position de votre **bassin**. Vous pouvez poser les mains sur vos hanches, au niveau des crêtes iliaques. Et comme vous le savez, notre bassin bouge, ce fameux mouvement d'antéversion et de rétroversion (souvent plus inné chez certaines personnes). Tranquillement, mettez-le en place avec la respiration. À l'inspiration, sentez le bassin qui part vers l'avant et le bas du dos qui se creuse. Puis, à l'expiration, le bassin part vers l'arrière et le bas du dos s'aplatit. On terminera par des **cercles avec notre bassin**, dans un sens puis dans l'autre.
- Maintenant, passons à l'ouverture de la **cage thoracique**, de la **poitrine**, et à la mobilisation des **épaules**. Comme je vous l'ai dit, le matin on va privilégier les

exercices vers l'ouverture du corps pour le dynamiser, le réveiller. Vous avez les bras le long du corps. Portez vos deux mains en prière devant la poitrine, puis écartez vos bras en croix et laisser votre poitrine se bomber vers l'avant. Bien évidemment, on synchronise le mouvement avec la respiration, c'est mieux ! Quand on ouvre les bras en croix, on inspire, puis quand on referme les bras, on expire. On peut continuer en croisant les doigts en arrière dans le dos et en ouvrant encore plus la poitrine vers l'avant.

– Vos **épaules** : portez vos mains sur vos épaules, les coudes orientés vers l'extérieur ; et faites des cercles dans un sens puis dans l'autre.
– Les **coudes** : les mains sur les épaules, les coudes orientés vers l'avant, ouvrez et repliez les avant-bras.
– Les bras tendus devant, mobilisation de vos **poignets** en flexion et extension, puis des mains : fermez les doigts et faites des cercles avec vos poignets, dans un sens puis dans l'autre.
– Et les **doigts** : ouvrez et écartez les doigts, et refermez-les cinq fois.
– La **tête** et la **région cervicale** vont maintenant être mobilisées. En douceur, c'est important, c'est le matin et on évite les gestes brusques. Vous amenez le menton à la poitrine, puis vous faites des cercles avec la tête : deux dans un sens et deux dans l'autre.
– Pour terminer, vous vous **étirez** comme un petit animal qui se réveille d'une très longue sieste, les bras vers le haut et l'arrière. Vous retenez le souffle tant que cela est confortable pour vous. Une suspension de l'air à plein. Et quand c'est nécessaire pour vous, vous expirez la bouche grande ouverte comme pour bâiller et vous relâchez les bras le long du corps.

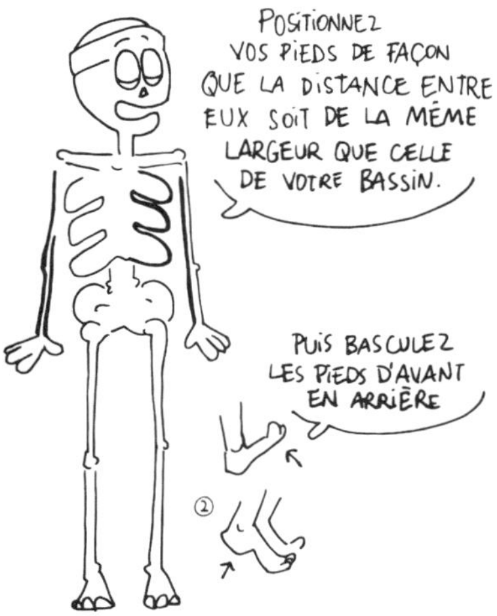
POSITIONNEZ VOS PIEDS DE FAÇON QUE LA DISTANCE ENTRE EUX SOIT DE LA MÊME LARGEUR QUE CELLE DE VOTRE BASSIN.
PUIS BASCULEZ LES PIEDS D'AVANT EN ARRIÈRE
②

① LES PIEDS

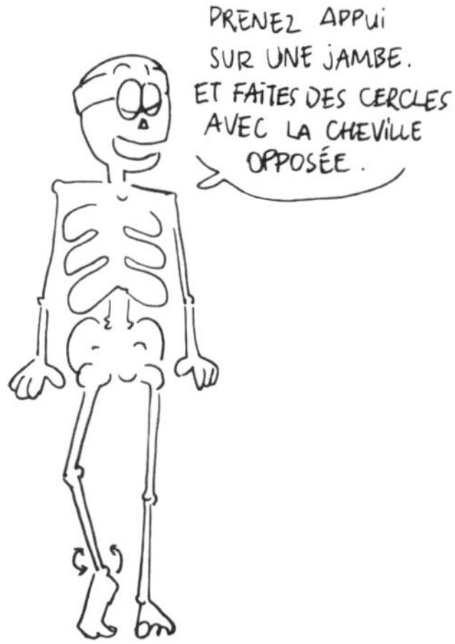

② LES CHEVILLES

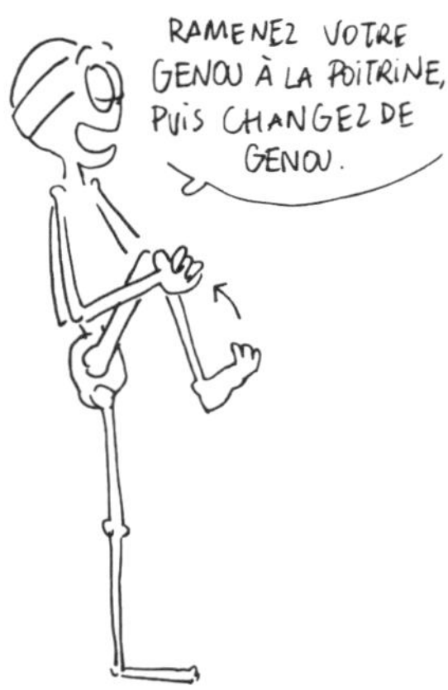
RAMENEZ VOTRE GENOU À LA POITRINE, PUIS CHANGEZ DE GENOU.

③ LES GENOUX

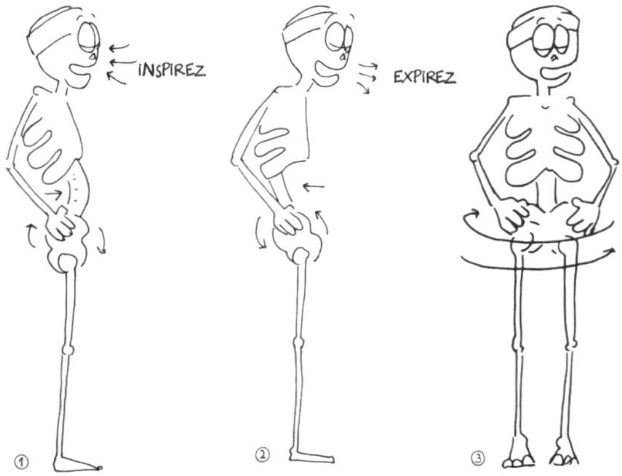

④ LE BASSIN

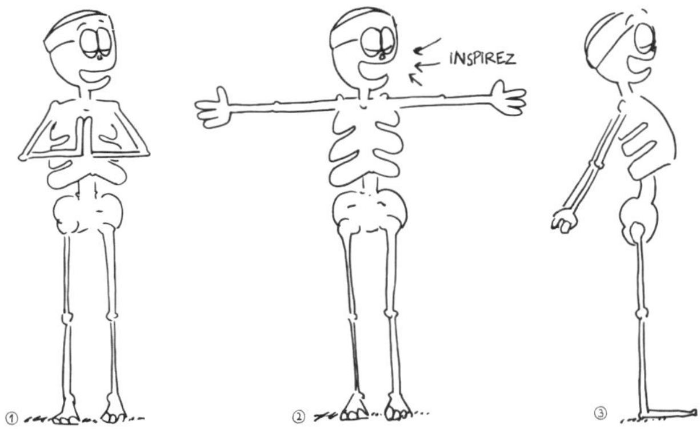

⑤ POITRINE ET ÉPAULES

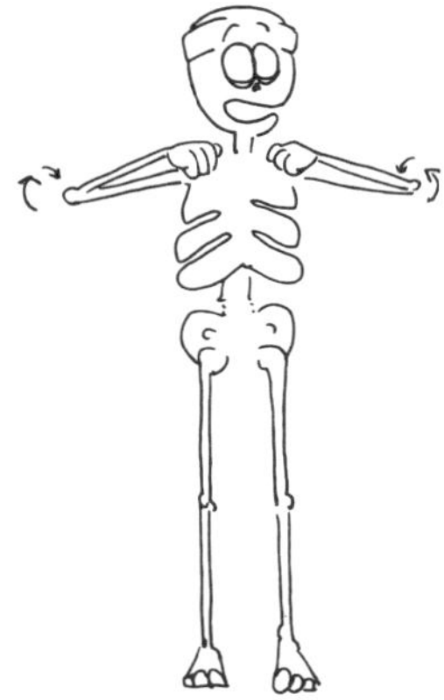

⑥ ÉPAULES

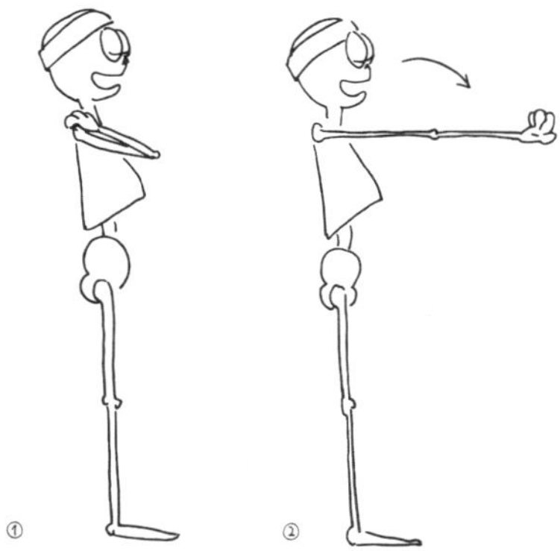

⑦ COUDES

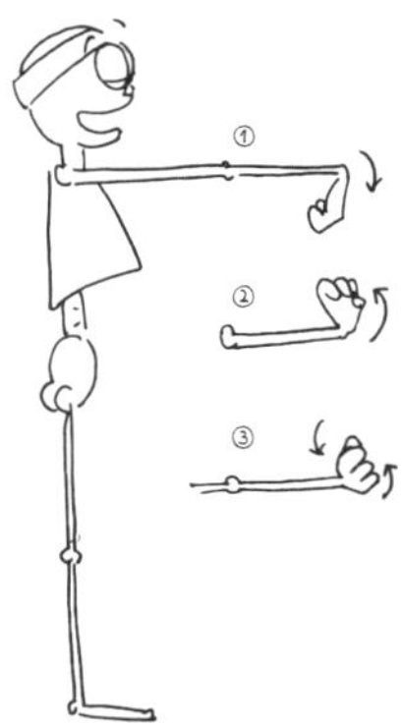

⑧ LES POIGNETS

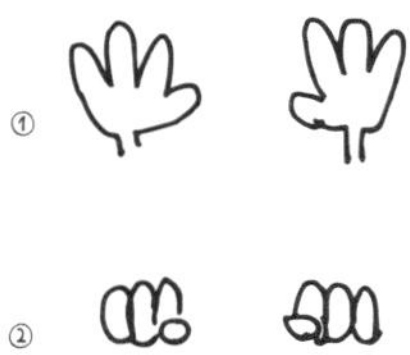

⑨ LES DOIGTS

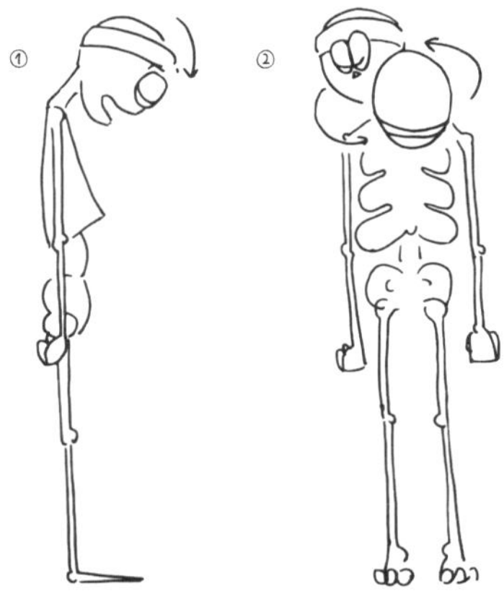

⑩ TÊTE ET RÉGION CERVICALE

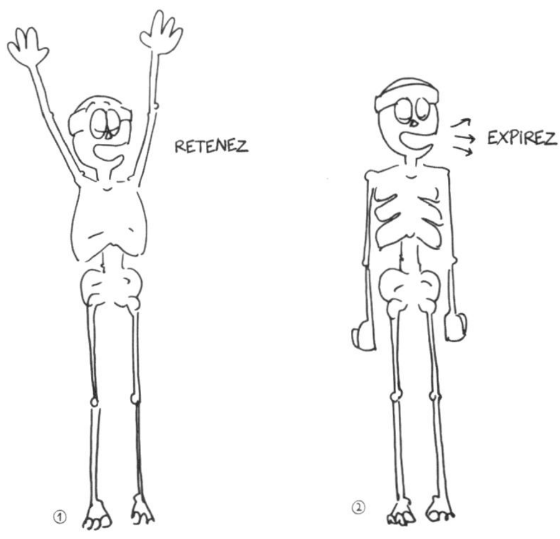

⑪ ÉTIREMENTS

Voilà, félicitations, vous venez de mettre en route tout votre corps, articulation par articulation. Vous avez peut-être ressenti des sensations plus ou moins agréables, des zones de tension, de raideur. C'est normal, dédramatisez, cela prouve que vous êtes bien vivant ! Tout ne peut pas être parfait.

Sachez que tout cela vous permet d'entretenir votre capital articulaire. Le fait de mobiliser les articulations permet de faire circuler le liquide synovial qu'il y a à l'intérieur, vous lubrifiez vos articulations en quelque sorte.

Ah oui, j'oublie quelque chose de fondamental dans tout cela : il faut vous procurer un tapis. Mettez-le bien en évidence, le fait de le voir va vous stimuler et vous donner la motivation pour effectuer vos exercices du matin.

Le yoga

« La santé est la richesse. La paix du mental est le bonheur. Le yoga montre le chemin », Swami Vishnudevananda.

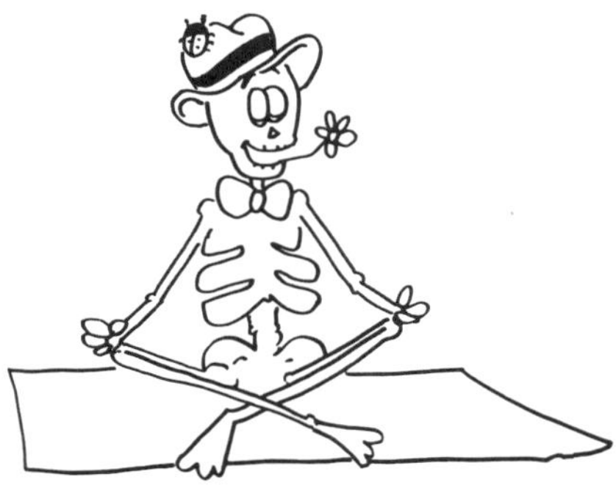

Il faut être souple et jeune pour faire du yoga ?

Encore une belle idée reçue ! Arrivé à un certain âge, vous vous dites que vous êtes trop vieux pour vous mettre au yoga. Beaucoup me disent : « Je suis trop raide, pas assez souple, je n'arrive même pas à toucher mes pieds… » Ce n'est pas grave, les choses se font petit à petit. Le but n'étant pas de faire de vous un maître yogi, mais plutôt de vous apporter un bien-être et un regain de vitalité.

« On met longtemps à devenir jeune », Picasso.

En effet, en France, on a quand même quelques lacunes, mes chers… L'âge de la retraite est considéré comme une déchéance, avec un sentiment d'abandon, de grand vide, d'isolement. Les mots que nous utilisons ne sont pas valorisants ; libre à nous de les changer. Par exemple, au Québec, ils parlent des aînés pour désigner les seniors, et en Espagne ils utilisent le mot *jubilación* pour parler de la retraite, c'est tout de même plus gai, pas vrai, Léon ?

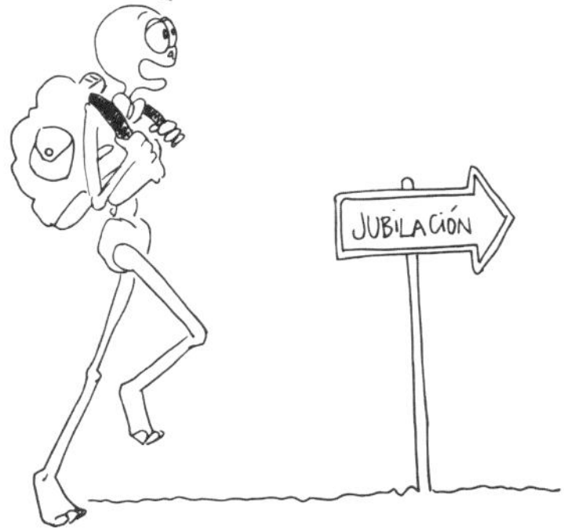

Dans la philosophie yogique, l'âge de la retraite est considéré comme l'âge de la maturité, de l'aboutissement, le moment de la réalisation, le moment du temps pour soi. Bien sûr, il faut rester lucide, avec l'âge on a tous une perte d'énergie, de vigueur, de tonus, que nous devons préserver en anticipant. Nous devons maintenir ce capital ; l'entretenir. Ce qui va éminemment nous aider dans cette avancée de notre vie, c'est de garder toujours une attitude positive.

Alors, vous l'avez compris, restons positifs et énergiques. Rien n'est jamais trop tard ! Vous pouvez commencer le yoga à tout âge, il suffit encore une fois d'en avoir envie. Cela passera par des adaptations. On pourra utiliser des sangles, des coussins, des briques, qui viendront nous aider dans notre pratique afin de ne pas aller au-delà de nos capacités et d'ajuster au mieux pour apporter un maximum de bien-être.

Suite à ma formation « Yoga sans dégâts » au sein de l'institut de Bernadette de Gasquet, je vous conseillerai certains éléments très utiles pour adapter les postures en yoga, comme le coussin à billes pour la posture assise, très confortable, même en posture de relaxation sur le côté. La sangle, très utile aussi, pour ajuster et respecter les alignements.

Vous pouvez aussi, si vous avez peur de vous lancer dans un cours collectif de yoga, prendre rendez-vous avec un yogathérapeute, qui vous indiquera les bonnes postures. La yogathérapie est en train de prendre sa place dans le monde médical, avec une ouverture de consultations au sein d'un hôpital en banlieue parisienne*. C'est formidable ! Vous pourrez trouver un yogathérapeute sur l'annuaire du site de l'IDYT (Institut de de yogathérapie de Paris). J'ai moi-même suivi la formation en yogathérapie avec le Dr Lionel Coudron, qui dirige l'IDYT.

Je ne vais pas ici détailler trop de postures de yoga, ce n'est pas le but du livre… mais simplement vous présenter la salutation au soleil, un enchaînement très intéressant à pratiquer le matin.

Léon, allons voir si le soleil s'est levé du bon pied ! La **salutation au soleil** permet d'activer tout votre corps, d'étirer et d'échauffer tous vos muscles. Après cela, vous êtes fin prêt pour débuter la journée !

* L'hôpital Simone Veil à Eaubonne.

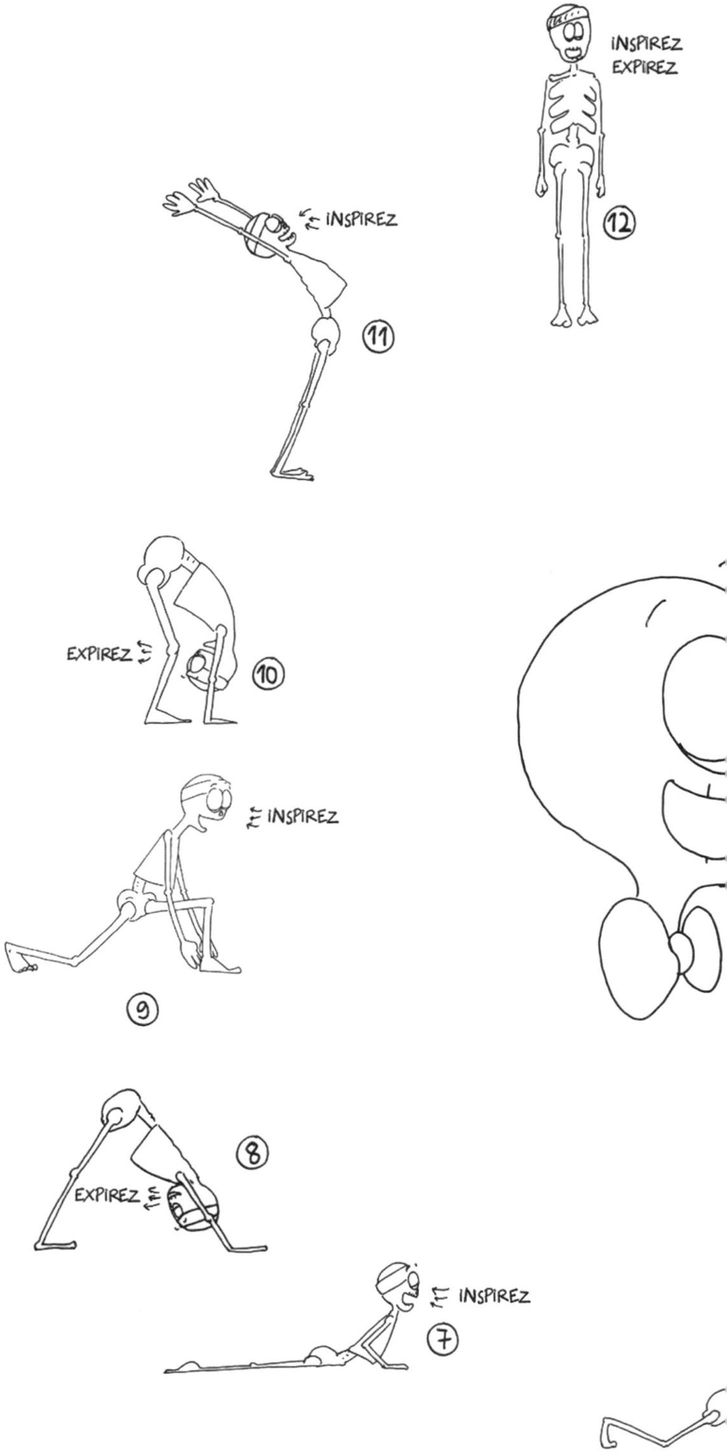
INSPIREZ
EXPIREZ
12
INSPIREZ
11
EXPIREZ
10
INSPIREZ
9
8
EXPIREZ
INSPIREZ
7

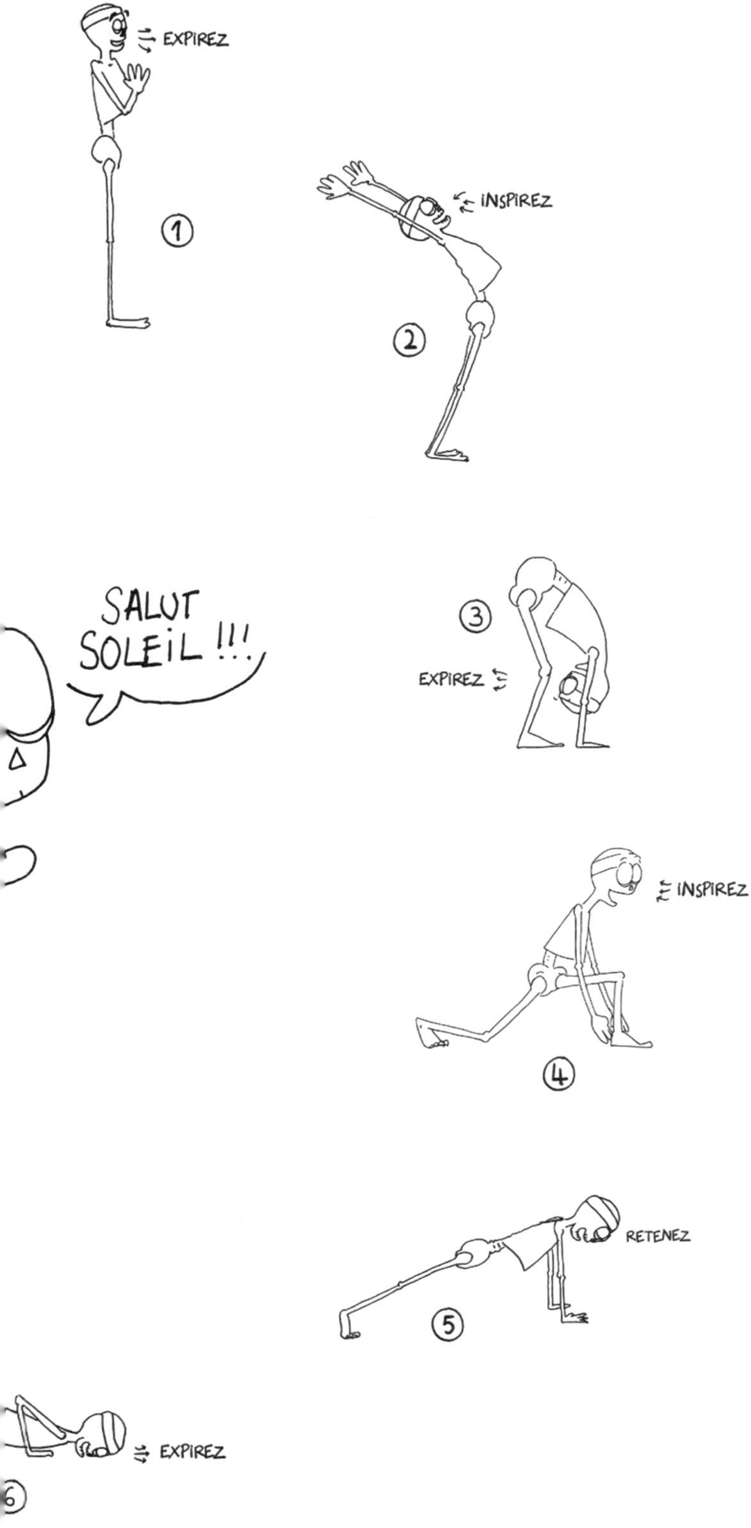
EXPIREZ
1
INSPIREZ
2
SALUT SOLEIL !!!
3
EXPIREZ
INSPIREZ
4
RETENEZ
5
EXPIREZ
6

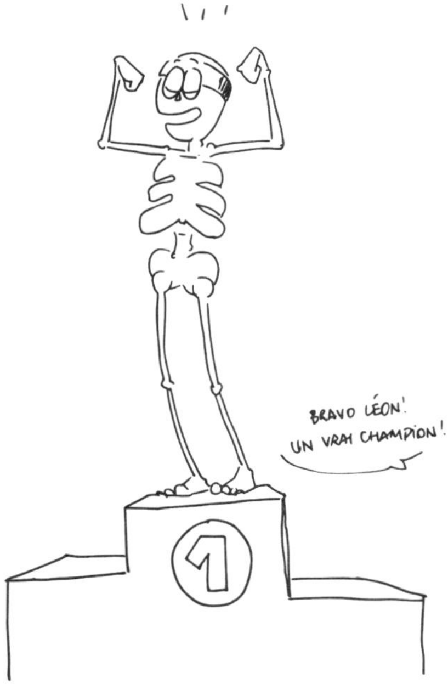

Pour les moins gaillards ou pour ceux qui ont les genoux sensibles, on peut envisager une salutation au soleil sur chaise. Le yoga, on peut en faire partout !

Ce qui est important dans la pratique du yoga est de mettre une intention dans chacun de vos rituels matinaux ; par exemple, un matin, vous aurez envie d'améliorer votre force intérieure, votre équilibre, chercher un bon alignement, de la douceur et de la fluidité dans chacun de vos mouvements, une énergie féroce… Le fait d'apporter une intention et d'offrir votre pratique à quelqu'un que vous aimez vous permettra d'être totalement présent, être là ici et maintenant et de canaliser vos pensées, lesquelles pourraient venir perturber vos bonnes actions. Gardez toujours à l'esprit que la pratique du yoga n'est pas seulement faite pour améliorer notre souplesse et notre musculature ; elle améliore aussi notre stabilité émotionnelle et notre capacité à nous émerveiller et à ressentir un véritable bien-être.

« Le yogi sait que le corps n'est pas seulement le temple de l'âme, mais également ce qui nous permet de nous engager dans le voyage intérieur, en direction de notre essence (...). Voilà pourquoi le corps est le laboratoire de la vie, il est l'enfant de l'âme », Iyengar.

Pour dormir sur ses deux oreilles

Vous voilà sorti du boulot, vous rentrez chez vous et vous êtes peut-être encore sous la tension de la journée, vous avez très faim... Les enfants... les devoirs... préparer le dîner... Nous sommes nombreux à ne pas prendre le temps de se poser en rentrant le soir. Et si tout simplement, avant ces obligations, on s'octroyait une pause seul ou en famille ; si vos enfants ont envie de participer, je suis certaine qu'ils seront ravis. Encore une fois, cela fait partie des bonnes habitudes à adopter, à mettre en place dans votre quotidien. Il n'est pas nécessaire d'en faire pendant des heures ; mais déjà 5 à 10 minutes chaque soir, autorisez-vous ce sas de décompression, vous verrez, cela s'en ressentira tout autour de vous. Vous serez d'humeur plus agréable pour préparer le dîner, prendre le temps de raconter une histoire à vos enfants et avoir du recul sur la journée de travail.

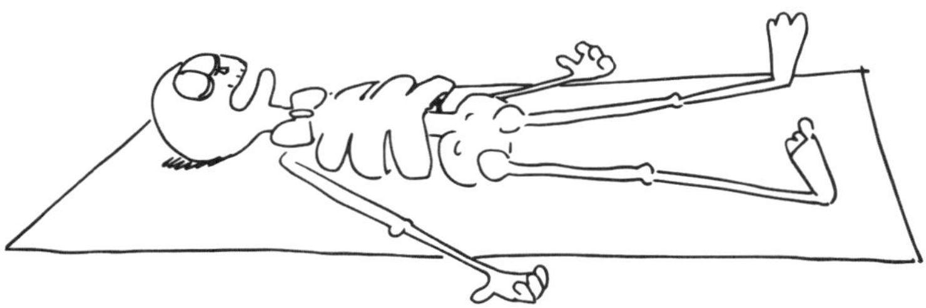

Alors, déroulons notre tapis une nouvelle fois et mettons les choses à plat. **Allongez-vous et prenez contact avec le sol** ; en yoga, on nomme cette posture *savasana*, qui veut dire littéralement « posture du cadavre ». C'est évidemment la posture la plus dure à réaliser ! Pas évident de faire le mort, Léon !

Ressentez les points d'appui de votre corps en contact avec le sol et connectez-vous à votre respiration calme et profonde. Laissez tomber le sac à dos de stress que vous portez sur les épaules, vous pouvez visualiser les bretelles de ce sac à dos qui glissent le long de vos bras. Laissez partir toutes les tensions dans le sol, loin de vous.

Ensuite, continuez en ramenant **un genou à la poitrine**, **puis l'autre**, **puis les deux**, puis massez le bas de votre dos, faites des cercles pour ouvrir vos hanches. Reposez ensuite les pieds au sol, les jambes restent pliées, les pieds écartés de la largeur de vos hanches. Soulevez les fesses, vous rentrez alors dans la **posture du pont fessier**, vous soulagez vos vertèbres lombaires. Puis déroulez votre dos au sol, vertèbre après vertèbre, pour reposer sacrum et coccyx en dernier. Ouvrez les bras en croix sur les côtés, nous allons aborder les **torsions**. Les pieds écartés de la largeur de votre tapis, laissez les deux genoux basculer sur le côté droit et votre tête va se tourner vers la gauche. Prenez une bonne minute dans cette posture, puis changez de côté.

Passez maintenant à **quatre pattes**, nous allons faire le **dos rond** et le **dos creux** en synchronisant bien le souffle et le mouvement. Inspirez, le dos se creuse ; et expirez, le dos s'enroule. Amenez les fesses aux talons et étirez les bras loin devant vous. Laissez les bras s'allonger le long du corps, vous êtes dans la **posture de l'enfant**, qui vous permet de retrouver la sécurité. Très bonne posture à pratiquer le soir, calmante et régénérante. Puis redressez-vous et rempilez vos vertèbres les unes sur les autres, assis sur les talons ou assis sur une chaise si c'est douloureux au niveau des genoux ou des chevilles. Travaillons maintenant l'ouverture de la taille ; levez le bras droit le long de l'oreille droite, la main gauche se pose au sol, puis changez de côté. Utilisez bien la respiration pour vous guider.

Et puis la posture globale pour favoriser le retour veineux, alléger vos jambes et étirer tout l'arrière de votre corps du bout des pieds jusqu'au sommet du crâne.

LES GENOUX

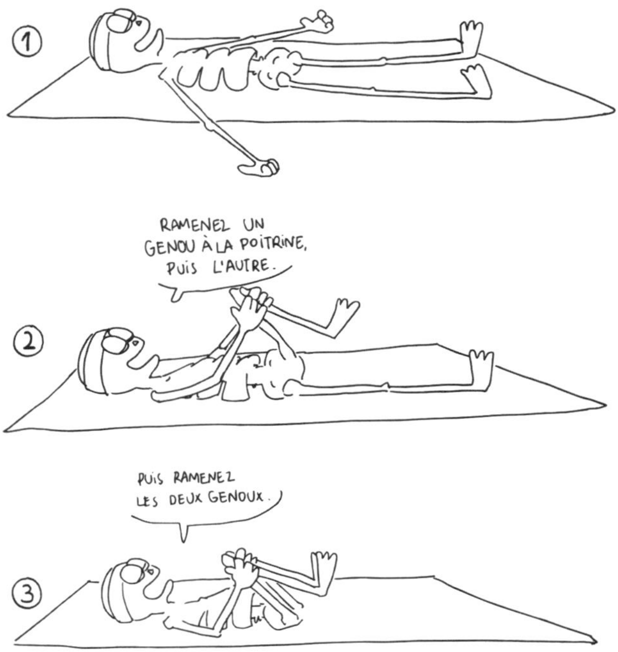

LE PONT FESSIER

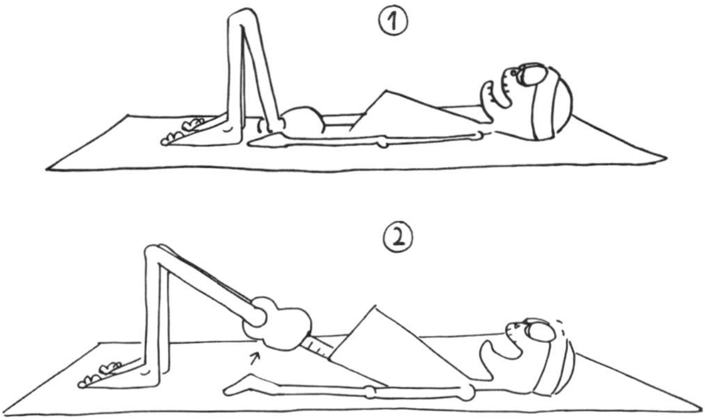

LA BASCULE DU BASSIN

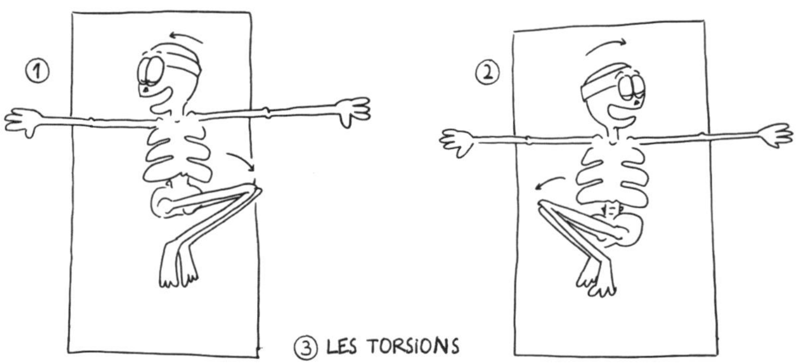

LE CHAT

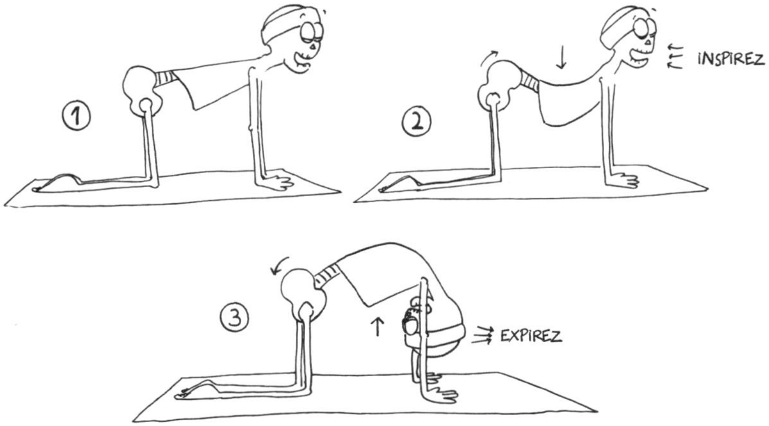

LA POSTURE DE L'ENFANT

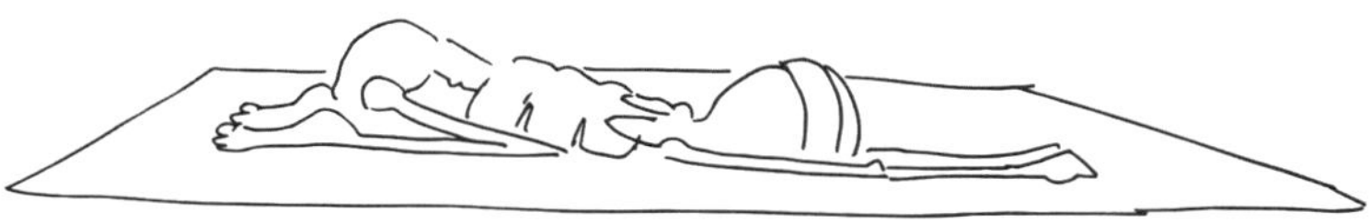

OUVERTURE DE LA TAILLE

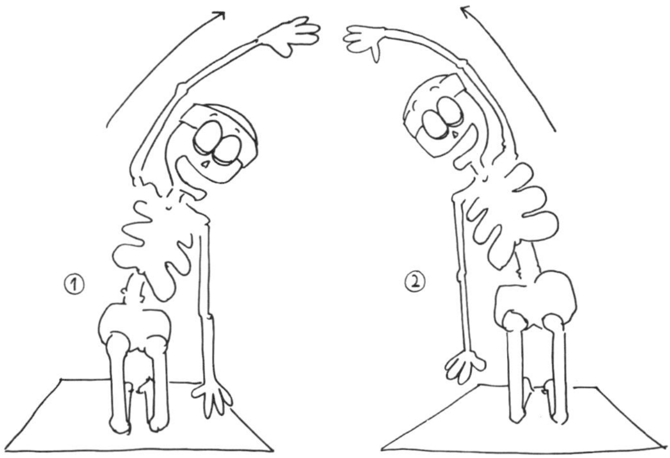

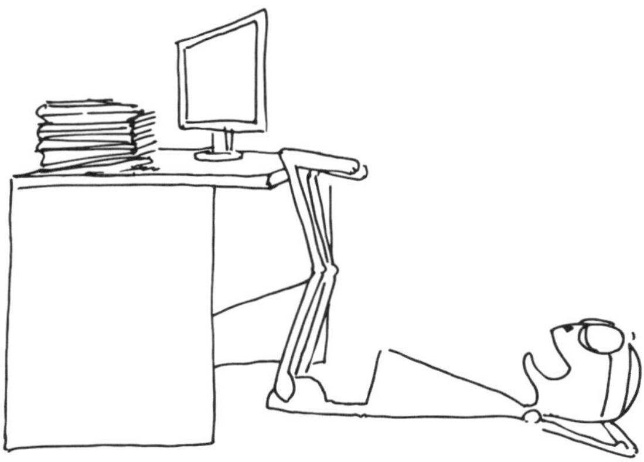

Voilà, la petite séquence du soir est terminée, cela vous prendra 10 grosses minutes. Ce n'est vraiment pas du temps perdu, bien au contraire : ce sont des points de vie que vous gagnez à chaque fois ! Vous vous sentirez de mieux en mieux, plus flexible dans le corps et dans la tête.

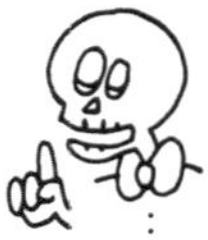

L'importance du massage

Se faire masser est l'art de guérir le plus ancien. Le massage est un outil de transformation en profondeur. L'œil et la main du thérapeute sont indispensables pour libérer certaines zones, vous amener à prendre conscience des zones de tension dans votre corps, retrouver la fluidité et l'harmonie nécessaires.
Se faire masser a de multiples vertus. Cela relance la circulation dans tout le corps et tonifie ainsi la peau et les tissus. Le massage favorise le drainage et donc l'élimination des toxines. Bien entendu, vos douleurs et tensions seront par la même occasion soulagées. Mais, au-delà de tous ces bienfaits sur votre corps, le massage agit également au niveau de votre système nerveux, vous apportant une détente profonde. C'est un véritable anxiolytique. C'est à vous de choisir entre les différents types de massages qui vous sont proposés aujourd'hui. Car sur le marché ce n'est pas ce qui manque. Si vous êtes en pleine hésitation, vous pouvez toujours demander à votre kiné un massage bien-être, cela entre dans ses compétences et vous aurez affaire à des mains d'expert !

Les professionnels qui sont là pour vous aider

Kinésithérapeute, ostéopathe, chiropracteur sont des professionnels de la santé qui sont là pour prendre soin de votre mécanique. Voyons plus en détail leurs différentes approches pour vous guider vers la bonne personne au bon moment.

« Le devoir du praticien n'est pas de guérir le malade, mais d'ajuster une partie ou l'ensemble du système afin que les fleuves de la vie puissent s'écouler », Andrew Taylor Still, pionnier de l'ostéopathie.

La kinésithérapie

Étymologiquement, *kinésithérapie* signifie « soins par le mouvement ». Selon le conseil de l'ordre des kinés, « la masso-kinésithérapie est une discipline de santé, une science clinique et un art, centrée sur le mouvement et l'activité de l'humain. La masso-kinésithérapie, exercée dans un but thérapeutique ou non, intervient à partir d'un diagnostic kinésithérapique, notamment au moyen de techniques manuelles et instrumentales, elle favorise la santé, la bonne forme physique et le mieux être des personnes ».

La boîte à outils du kiné est très variée : le massage, la mobilisation, les étirements, le renforcement, la proprioception… mais surtout votre kiné est là pour vous donner des moyens pour être autonome vis-à-vis de votre pathologie. Ce que nous appelons techniques d'auto-rééducation. Cette boîte à outils est vaste et diffère selon les thérapeutes.

Aujourd'hui les kinésithérapeutes ont accès à une formation continue qui leur permet d'acquérir de nouvelles compétences. Certains se spécialisent dans le sport, l'ostéopathie, la méthode des chaînes physiologiques de Busquet (qui est celle que je pratique), la méthode Mézières, d'autres dans la neurologie, ou encore dans la kinésithérapie respiratoire... Tout un panel qui permet à chaque thérapeute de construire son activité.

Ostéopathes et kinés ont plusieurs points communs : ils recherchent les restrictions de mobilité ; mais avec une différence : le kiné traite le mouvement dit majeur, tandis que l'ostéo s'intéresse généralement au mouvement dit mineur.

L'ostéopathie

Vous êtes beaucoup à nous demander combien de fois par an il faut aller voir votre ostéopathe, s'il est nécessaire d'en voir un quand vous êtes bloqués, etc., mais vous êtes aussi souvent effrayés, car vous avez peur que l'ostéopathe vous fasse « craquer ». Eh oui, certains ont beaucoup de charme...

Trêve de plaisanterie, tous n'utilisent pas le fameux « crac », il y a des techniques très douces qui agissent sur les tissus en profondeur. En effet il y a autant de manières de traiter un patient qu'il y a d'ostéopathes. C'est-à-dire que chacun a sa propre technique et que, d'un thérapeute à l'autre, cela peut différer. À vous de trouver quelqu'un qui vous convient.

En quelques mots, l'ostéopathe va travailler sur votre corps dans la globalité, il s'agit d'une prise en charge de la tête aux pieds. Par ses techniques, il donne des informations à votre corps, lui permettant d'aller chercher dans ses ressources pour s'auto-guérir.

Il est conseillé de voir un thérapeute qui travaille dans la globalité au minimum une fois par an. Cela peut être préventif aussi, alors pensez-y !

La chiropraxie

À la différence de l'ostéopathie, la chiropraxie se concentre sur la colonne vertébrale. Elle part du principe qu'il existe des relations étroites entre le rachis, le système nerveux et de nombreux problèmes de santé. Le chiropracteur examine la colonne vertébrale pour y détecter une éventuelle perte de mobilité articulaire au niveau des vertèbres. Il va ensuite ajuster l'articulation en cause, cette manipulation permet d'améliorer la transmission de l'influx nerveux et le corps fonctionne mieux. Tout comme l'ostéopathe, le chiropracteur prend en compte l'individu dans son ensemble et cherche à rétablir un équilibre global.

Attention, il existe tout de même des contre-indications aux manipulations. Certaines pathologies inflammatoires articulaires, l'ostéoporose, l'arthrose évoluée, des infections, des fractures, etc., ne sont pas compatibles avec les manipulations manuelles.

La yogathérapie

Pour définir la yogathérapie, je me réfère à la définition de l'institut de yogathérapie où j'ai été formée. La voici : « La yogathérapie est l'utilisation spécifique des outils du yoga appliqués à la prévention et au traitement de personnes souffrant de pathologies. La yogathérapie part de l'idée essentielle que le corps est capable d'autorégulation, et que de nombreux maux sont avant tout liés à une dérégulation de l'organisme. Le yoga permet de maintenir un équilibre, et la yogathérapie vise à utiliser ces outils pour développer ses ressources personnelles et restaurer cet équilibre naturel, tant physique que mental. La yogathérapie s'appuie ainsi sur les outils et expériences du yoga, couplés avec les connaissances scientifiques et médicales actuelles. Ainsi, la yogathérapie n'est en aucun cas un substitut aux thérapies médicales modernes, mais est au contraire un ensemble d'outils complémentaires utilisables conjointement aux traitements médicaux. »

Le yogathérapeute est à même de vous proposer et d'adapter les outils du yoga, qui sont la relaxation, la méditation, la respiration, les postures, les visualisations, pour vous aider et vous accompagner dans la gestion de vos douleurs physiques, mais aussi dans celle des troubles d'ordre psycho-émotionnel. Aucun prérequis en yoga n'est nécessaire, chacun commence là où il en est et est libre d'avancer sur son chemin à son rythme.

« Guérir parfois, soulager souvent, écouter toujours »,
Louis Pasteur.

LA BONNE ALIMENTATION POUR NOS OS... ET POUR LE RESTE !

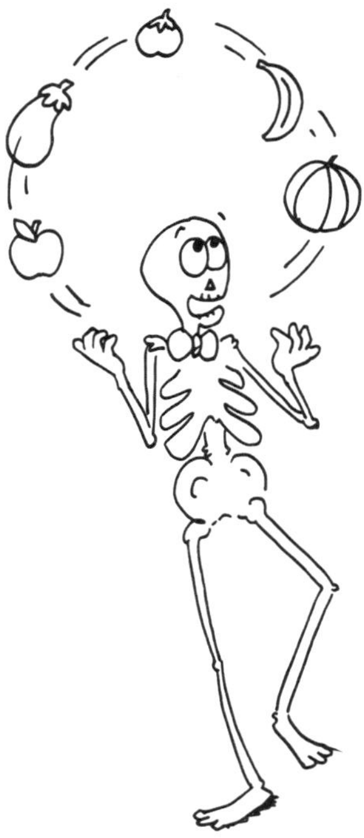

« Que ton alimentation soit ta médecine », Hippocrate.

Manger juste

Comme vous l'avez compris, ma vision de l'être humain est globale et complétée par le yoga et la yogathérapie. Et pour faire fonctionner tout cela, il est nécessaire de tourner au bon carburant. Ce que nous mettons dans notre assiette est notre première source d'énergie et on doit y prêter toute notre attention. D'où ce chapitre qui vous donnera quelques notions du bien-manger tout en faisant plaisir à ses papilles. Des choses de bon sens, simples et pratiques à mettre en place rapidement.

L'alimentation est un sujet assez complexe, car on entend tout et son contraire ! On nous dit d'arrêter le gluten (protéine contenue dans la farine de blé), qui aurait tendance à créer une inflammation et des intolérances digestives, puis de ne plus boire de lait, car nous n'avons plus l'enzyme capable de digérer le lactose une fois adulte, ou encore de ne plus manger de sucre, de ne plus boire d'alcool… Bref, certains diront : « Mais on ne peut plus rien faire alors ? »

Pour ma part, j'ai testé pas mal de choses, le sans-gluten, le sans-lactose, le végétarisme pendant six mois, le sans-sucre, le jeûne… À chaque fois, j'ai appris, et j'ai retenu ce qui me convenait et ce qui ne me convenait plus. J'ai appris à revoir mon alimentation et surtout à manger le plus vivant possible. Aujourd'hui, je constate que la « bonne alimentation » est celle qu'on prend plaisir à préparer et à partager, et pas celle qui nous frustre. Encore ici, c'est une question d'équilibre que chacun doit trouver. Savoir écouter les réactions de son corps à tel ou tel aliment. Ne rien consommer en excès. Savoir apprécier les bonnes choses, les petites douceurs de temps en temps mais pas tous les jours. Il en faut peu pour être heureux parfois. Les choses les plus simples sont souvent les meilleures.

« [...] il faut que la frugalité règne dans les repas qu'on donne ; et que, suivant le dire d'un ancien, "il faut manger pour vivre, et non pas vivre pour manger" », Molière.

Une seule certitude, une alimentation variée et équilibrée est indispensable à notre santé et à celle de nos os, afin de prévenir les fractures, l'ostéoporose, les problèmes dentaires, et bien d'autres. Il est donc important d'inclure des aliments riches en calcium, en magnésium, en potassium, en vitamine D et en oméga-3 pour fortifier nos os.

Et il est évident que, si vous êtes en surpoids, vos articulations seront plus vite sujettes à l'arthrose.

Le **calcium** se trouve dans les laitages bien entendu, mais pas seulement. Les végétaux sont aussi de très bonnes sources de calcium, ainsi que l'eau que nous buvons. Tous les légumes crucifères (les variétés de choux, brocolis) sont de bons apports ; l'ortie comme nous l'avons vu ; les sardines également, à condition de les manger avec leurs arêtes. Donc pas besoin de se gaver de laitages pour combler nos besoins en calcium, préférez les végétaux.

Le **magnésium** aide à l'absorption et à la rétention du calcium. Vous pouvez en trouvez dans les oléagineux : amandes, noix, noisettes. Et aussi dans les bananes.

Le **potassium**, dans les légumes à feuilles vertes et les fruits.

La **vitamine D** est synthétisée dès lors que nous nous exposons au soleil. Quelques aliments en contiennent, comme les poissons gras, le jaune d'œuf, le foie de veau.

Et les fameux **oméga-3** restent à privilégier, car ils diminuent la perte osseuse et s'opposent aux médiateurs de l'inflammation !

Maintenant que nous savons ce qui est bon à mettre dans notre assiette, voyons ce qu'il vaut mieux consommer en petite quantité ou éviter. Le sel peut être mauvais, car il améliore l'excrétion de calcium dans les urines. Les boissons gazeuses et sodas rendent difficile l'absorption des minéraux. L'alcool peut être nocif pour la solidité des os, car il entraîne une acidification, et l'organisme vient puiser le calcium dans les os pour tamponner cette acidité, créant ainsi une déminéralisation. Le café et le tabac sont ses compères, donc à éviter. Le docteur Christian Tal Schaller, médecin holistique et pionnier en médecines alternatives, prône la règle des 3 V : Végétal , Vivant, Varié, que je trouve assez juste.

Les règles de base de Léon pour son alimentation

Nous sommes ce que nous mangeons, alors mangeons le plus vivant et le plus sainement possible.

- N'achetons que des produits de saison, surtout en ce qui concerne les fruits et légumes, et issus de l'agriculture biologique. Si vous avez un jardin, c'est merveilleux.

- Évitons de grignoter entre les repas (car cela maintient dans un état de digestion permanente qui fatigue notre corps).
- Commençons les repas avec des crudités, elles préparent le milieu digestif et contiennent beaucoup de vitamines et minéraux.
- Accompagnons chaque repas de légumes crus et ou cuits.
- Utilisons toujours des huiles végétales extra-vierges de première pression à froid.
- Préférons les aliments complets aux raffinés.
- Limitons la consommation de sucreries, boissons gazeuses, pâtisseries.
- Évitons la consommation de plats en sauce, de fritures, d'aliments trop gras et trop salés.
- Réservons les produits en conserve pour les moments d'exception ; préférons des produits frais.
- Limitons la consommation des produits excitants, tels le café, le thé et le chocolat.
- Évitons les produits industriels et les plats déjà préparés.
- Mangeons les aliments que nous aimons et retrouvons les goûts simples.
- Dans l'alimentation de tous les jours, soyons frugaux : il suffit de manger ce dont nous avons besoin, pas plus.
- Varions notre alimentation.

Ne nous mettons jamais à table si nous sommes en colère, anxieux, tristes ou en mauvaise compagnie, relaxons-nous d'abord si nous voulons digérer correctement.

Évitons de manger devant la télé, l'ordinateur ou le téléphone…

- Prenons nos repas dans le calme, en bonne compagnie de préférence, n'oublions pas que manger reste un moment de plaisir, de détente et de partage.

- Marchons toujours un peu après chaque repas ; pour l'anecdote, les Chinois disent que faire cent pas après les repas nous permet de vivre jusqu'à cent ans.

« Une pomme chaque matin éloigne le médecin. Oui, mais à condition de bien viser », Winston Churchill.

Notre alimentation est notre première source d'énergie. Nous devons y prêter beaucoup d'attention. Manger équilibré est la clé pour maintenir notre corps en bonne santé et être de bonne humeur, car vous savez que notre système digestif entretient une relation avec notre cerveau. Il est notre deuxième cerveau. Donc, pour être en forme et avoir un bon moral, préparez-vous de belles assiettes, variées, colorées ; faites-vous plaisir.

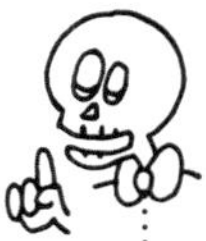

Les gestes simples pour commencer

Remplaçons quotidiennement :

– le pain blanc par le pain complet et biologique, ou autre farine plus digeste (petit épeautre, maïs, sarrazin…) ;
– la farine blanche par la farine complète ou autre farine (riz, épeautre) ;
– le sucre blanc par le sucre de canne complet, le sirop d'agave, le miel ;
– le sel raffiné par du sel marin complet non raffiné, ou gomasio® ;
– les céréales raffinées par des céréales complètes ;
– les sucreries par des fruits secs, des amandes ;
– les jus de fruits et sodas par des jus de fruits frais ;
– le café par des succédanés d'origine bio, café de céréales ou tisanes.

FICHES D'EXERCICES PRATIQUES

Les indispensables de Léon

Quelques exercices peuvent vous accompagner au quotidien, devenir vos meilleurs amis. Soyez prudent, car, pour être efficaces, tous les exercices qui suivent doivent être réalisés en douceur, sans jamais forcer, et sans dépasser le seuil de la douleur.

Pour le Dos

Vous retrouverez les exercices qui suivent plus en détail dans la partie « Vous en avez plein le dos ? ».

La bascule du bassin, à quatre pattes, dos rond dos creux, avec la respiration.

Le cobra en yoga.

Le pont fessier pour soulager les vertèbres – le faire en déroulant le dos vertèbre par vertèbre.

Et un peu de gainage pour faire rentrer la brioche.

Et dans votre quotidien, si vous êtes la plupart du temps en position assise derrière un bureau, prenez le temps de vous lever, de vous étirer. Étirez les bras vers le haut et l'arrière, puis joignez les mains dans le bas du dos, ouvrez la poitrine à l'avant. Les mains dans le bas du dos de chaque côté du sacrum, penchez-vous vers l'arrière, veillez à garder la colonne cervicale dans l'axe, c'est-à-dire le menton rentré pour ne pas blesser cette zone.

Pour les épaules

Roulez les mécaniques ou en d'autres termes faites rouler vos épaules vers l'arrière puis vers l'avant, les bras restent le long du corps.

Joignez vos mains, entrecroisez les doigts, puis levez les bras et venez poser vos mains sur le sommet de votre tête, ouvrez bien les coudes vers l'extérieur et ne vous privez pas de prendre une grande inspiration pour venir gonfler la poitrine. Ensuite, levez les mains vers le ciel et étirez-vous bien.

Vous pouvez ici saisir le poignet droit pour commencer, inspirez et expirez, inclinez-vous sur le côté gauche, cela permet d'étirer le muscle grand dorsal. Vous pouvez faire la même chose pour l'autre côté.

Pour redescendre vos bras, faites le même chemin en sens inverse, c'est-à-dire posez d'abord les mains sur le crâne, puis descendez avec contrôle pour relâcher les bras le long du corps. Joignez vos mains à l'arrière de votre dos et ouvrez la poitrine en avant.

Vous pouvez terminer cette petite série en faisant penduler vos bras vers l'avant, afin de bien relâcher tous les muscles autour de l'épaule et faire rouler les mécaniques encore une fois.

Pour les cervicales

Observez toutes les amplitudes disponibles, joignez les deux mains derrière la tête, amenez le menton à la poitrine, puis vers le ciel. Tournez la tête vers la droite et essayez de regarder le maximum derrière vous. Puis de l'autre côté. Inclinez la tête, amenez l'oreille à l'épaule (à faire des deux côtés bien entendu), puis terminez cette série par de grands cercles.

Pour les jambes fuselées

Pour avoir un bon tonus musculaire dans vos petites gambettes, un exercice tout simple : prenez les escaliers et oubliez l'ascenseur. Et pour avoir des cuisses en béton et vous préparer à votre semaine de ski, penser à la posture du skieur ; asseyez-vous sur une chaise imaginaire et posez vos avant-bras sur vos cuisses, les mains jointes, et tenez la posture pour minimum 30 secondes. À répéter autant de fois que vous le souhaitez.

EN GUISE D'ÉPILOGUE

Citations hilarantes de mes chers patients

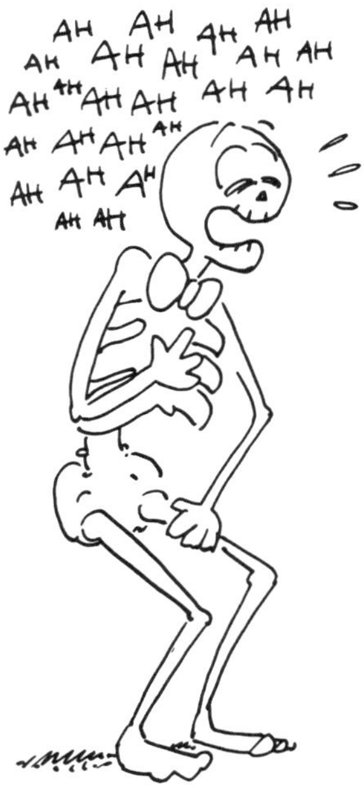

Oui, mes patients me font souvent rire ! Et à mon tour je les fais rire aussi. Cela fait partie intégrante du processus de guérison ; ce sont les conditions nécessaires pour

« gai-rire ». Le langage médical est parfois complexe et nous laisse perplexe ; après tout, le fait de lire sur vos examens que vous avez une arthrose interapophysaire évoluée prédominant sur les étages L4 L5 avec une discopathie dégénérative et un débord discal…et bla-bla-bla, vous fait de belles jambes, si je peux me permettre. Cela ne fait qu'empirer vos douleurs, car vous ne comprenez pas vraiment et cela fait peur plus qu'autre chose. Alors ne vous inquiétez pas, pourquoi se compliquer la vie quand on peut faire simple…! Vous trouvez toujours les bons mots pour exprimer ce que votre corps veut vous dire, ce que vous ressentez.

Certains se reconnaîtront peut-être là-dedans !

« J'ai une vertèbre qui a sauté. Où est-elle passée ? Peut-être sous la table ! »
« Ils m'ont fait des points de soudure. »
« Je crois bien avoir une hernie fiscale. »
« Je me suis lustré l'épaule. »
« Je me suis froissé un muscle ; pas de problème, j'ai un fer à repasser ! »
« J'ai oublié ma carte virale. »
« J'ai un ongle incarcéré. »
« Vous pensez que c'est un nerf coincé ? »
« Mon corps est aussi dur qu'une vieille commode Louis XV ! »
« Le massage, c'est un véritable voyage à l'intérieur de soi ! »
« Vous m'avez emmené sur la lune. »
« Vous avez des doigts de fée. »
« J'ai les articulations qui grincent. »
« J'ai les tendons enflammés… Au feu les pompiers ! »
« Ça me détend tellement que j'en perds la parole. »

Témoignages de mes chers patients

« Une polyarthrite ruhmatoïde associée à un projet de traversée de l'Atlantique à la voile m'a persuadé d'entreprendre un véritable travail pour soigner mon corps des effets de cette maladie et aussi me permettre de retrouver une forme physique acceptable pour entreprendre positivement cette navigation. Ma chance a été de rencontrer une kinésithérapeute adepte d'une approche globale. Aussi, si j'ai travaillé plus spécifiquement certaines parties de mon corps (le genou en particulier), c'est toujours l'ensemble qui a été considéré. Ainsi les effets bénéfiques de séances régulières dans le temps ne se sont pas limités à des progrès particuliers, mais bien à une revitalisation générale. Cela a motivé chez moi, au fil des mois, le besoin de m'entretenir moi-même – essentiellement par une courte séance le matin. C'est devenu, petit à petit, naturel et indispensable.

Ce n'est pas de l'addiction. Mais plus simplement quelque chose de bénéfique, sans pour autant m'astreindre à une ascèse qui ne me ressemble pas.

Faire plaisir à mon corps pour que, malgré les années, lui aussi sache me faire plaisir… »

B. M., 73 ans.

« *1er octobre 2016*

Un rangement de cave…

Des cartons trop lourds…

Diagnostic sciatique côté gauche…

Des douleurs difficilement supportables dans le dos et la jambe gauche jusqu'à la cheville…

Impossibilité totale de se déplacer au début…

Puis prise de mauvaises postures pour éviter la souffrance…

À la fin de la kiné classique, l'impression que mon corps avait vieilli de 20 ans en 2 mois…

28 novembre 2016

Début de la kiné « méthode Busquet » avec la maman de Léon…

Travail sur tout le corps et pas uniquement le dos…

Massage, étirement, relâchement, bascule, torsion, discussions…

Reprise en main et en esprit du corps afin d'éliminer tous les blocages…

Diminution des douleurs…

Disparition des appréhensions…

Reprise de confiance…

Puis naturellement découverte du yoga pour aller plus loin dans la connaissance de son corps …

12 février 2017

Reprise du tennis !

Puis retour au golf !

Continuer le yoga qui maintenant fait partie de mon ADN !

Conserver une à deux fois par mois une séance de kiné globale pour prévenir toute nouvelle tension !!!

1er octobre 2017

Finir enfin de ranger la cave !!! »

A. G., 50 ans.

Mes citations favorites

« Il faut vieillir pour ne pas mourir jeune. »

« Nul ne sait ce que peut le corps », Spinoza.

« Une pomme chaque matin éloigne le médecin. Oui, mais à condition de bien viser », Winston Churchill.

« On met longtemps à devenir jeune », Picasso.

« La vie est une maladie mortelle sexuellement transmissible », Woody Allen.

« Fais du bien à ton corps pour que ton âme ait envie d'y rester. »

« On ne fait pas d'omelette sans casser des œufs. »

« Le yogi sait que le corps n'est pas seulement le temple de l'âme, mais également ce qui nous permet de nous engager dans le voyage intérieur, en direction de notre essence (...). Voilà pourquoi le corps est le laboratoire de la vie, il est l'enfant de l'âme », Iyengar.

« Guérir parfois, soulager souvent, écouter toujours », Pasteur.

« La vie, c'est comme une bicyclette, il faut continuer de pédaler pour ne pas perdre l'équilibre », Einstein.

« La vieillesse, c'est quand on commence à dire : jamais je ne me suis senti aussi jeune », Jules Renard.

« La médecine consiste à distraire le malade pendant que la nature le guérit », Voltaire.

« Le devoir du praticien n'est pas de guérir le malade, mais d'ajuster une partie ou l'ensemble du système afin que les fleuves de la vie puissent s'écouler », Andrew Taylor Still (pionnier de l'ostéopathie).

« Le plus grand voyageur n'est pas celui qui a fait dix fois le tour du monde, mais celui qui a fait une seule fois le tour de lui-même », Gandhi.

« La santé est la richesse. La paix du mental est le bonheur. Le yoga montre le chemin », Swami Vishnudevananda.

« J'ai décidé d'être heureux parce ce que c'est bon pour la santé », Voltaire.

Et cette définition sur laquelle je suis tombée par hasard dans le dictionnaire et qui m'a estomaquée : « écran » : « qui empêche de voir » – de voir les autres, de les regarder, de les écouter, de leur parler, de vivre en tant qu'être humain. Alors levez les yeux !

CONCLUSION

L'étude de notre corps est passionnante. En prendre soin est une aventure. À travers ces pages, j'ai tenté de vous faire découvrir toutes les ressources insoupçonnées dont vous disposez. Aborder le corps par le squelette, cet illustre inconnu, qui est la seule partie de notre corps qui perdure, est le voyage que je vous ai proposé. J'espère avoir apporté quelques éléments pour compléter votre quotidien, l'enrichir. Vous prendrez de cela et en retiendrez ce qui est bon pour vous, ce qui vous correspond, ce que votre corps vous réclame. Et peut-être en laisserez-vous de côté.

Comme disait Montaigne, « les abeilles butinent deçà delà les fleurs, mais elles en font après leur miel, qui est tout leur, ce n'est plus thym ni marjolaine. Ainsi les pièces empruntées d'autrui il les transformera et fusionnera, pour en faire un ouvrage tout sien »... Ce que je veux dire par là, en butinant moi-même, c'est que nous n'avons jamais fini de découvrir, d'apprendre. Et que toutes nos recherches et études, qu'elles soient de l'ordre de l'intellect ou qu'elles consistent à apprendre un sport, nous amènent à nous façonner et à élaborer notre propre nectar. Ne cessez jamais d'apprendre, de lire, de rire, et n'oubliez pas de vivre.

Vieillir est naturel, l'accepter permet d'aller mieux.

REMERCIEMENTS

Merci à Alexandre, mon conseiller de l'ombre, qui m'a guidée tout au long de cette aventure.

Merci à Angèle de m'avoir suivie dans ce voyage et merci pour son talent, sa rigueur et sa joie.

Merci à Sophie de Closets, ma première éditrice, pour son enthousiasme, son coup de cœur pour Léon et sa confiance.

Merci à Diane, pour son optimisme débordant, ses relectures, ses conseils et son soutien.

Merci à Lisa, ma complice d'enfance qui a eu la superbe idée de nous réunir avec Angèle pour donner corps à Léon.

Merci à Fabien, Hélène et Alexis qui ont suivi de près les premiers pas de Léon.

Merci à mes parents, ma sœur et mon frère pour leur soutien permanent.

Merci à toute ma famille, qui est si précieuse.

Merci à Guillaume, pour sa patience et sa présence.

Merci à tous mes amis d'être là.

Un grand merci à tous mes patients, sans qui ce livre n'existerait pas.

Merci à tous mes professeurs de yoga, et plus particulièrement à Anne Vandewalle, Mathieu Boldron et au Dr Lionel Coudron, qui me permettent de trouver mon équilibre, de progresser sur ce chemin et de nourrir mon inspiration.

Merci à tous les yogis que j'ai croisés sur mon chemin.

Merci à tous mes confrères kinés de faire ce fabuleux métier et de transmettre le mode d'emploi de notre corps à nos chers patients.

Merci à vous tous, chers lecteurs, de prendre soin de vous. Si ce voyage vous a plu, rendez-vous sur mon site internet pour continuer l'aventure : www.melanieveyrond.com

À bientôt.

TABLE

Composition et mise en pages
Nord Compo à Villeneuve-d'Ascq

PAPIER À BASE DE
FIBRES CERTIFIÉES

Fayard s'engage pour
l'environnement en réduisant
l'empreinte carbone de ses livres.
Celle de cet exemplaire est de :
0,650 kg éq. CO_2
Rendez-vous sur
www.fayard-durable.fr

28-6250-5/01
Dépôt légal : avril 2018
Imprimé en Espagne par Industria Gráfica Cayfosa